はじめに

　数ある参考書の中から、本書を手に取り、「はじめに」を開いていただき、ありがとうございます。本書は、看護師国家試験の受験勉強で、社会保障制度や各種の法規の学修に困っている学生さんに対して、学修の手助けができればという思いを込めて発刊しました。また、低学年の学修においても活用できればという思いも込めています。

　その思いは、本書の構成「四肢択一、五肢択一・択二の問題と解説」「プラスα」、章末の「直前チェック!」にあらわれています。選択肢では、優先度の高い重要な項目（試験で頻出など）を使い、解説では、なるべく平易な表現となる工夫をしています。また、他の制度や法令との関連づけ学習ができるような工夫も取り入れています。「プラスα」では、応用的な学習ができるように、自己学習の項目を示しています。「直前チェック!」では、復習するときの学習項目のリストを示しています。

　本書の使い方を、3つの学修段階（①最終学年の晩春から秋にかけての学修段階、②冬から国家試験直前までの学修段階、③低学年の学修段階）での例で示します。①の段階では、「四肢択一、五肢択一・択二の問題と解説」をしっかりと学修し、「プラスα」まで学修すると良いでしょう。②の段階では、模試の結果等を踏まえて、苦手な項目をチェックリストから選択し、その項目の「四肢択一、五肢択一・択二の問題と解説」を学修しましょう。③の段階では、授業等で学習した項目を「直前チェック!」から選択し、その項目の「四肢択一、五肢択一・択二の問題と解説」、できれば「プラスα」までを学修すると良いでしょう。

　最後に、本書を活用することで、学修の効果が高まれば幸いです。

編著者を代表して

西田　幸典

JN005576

これで突破！ 社会保障＆関係法規 2025

contents

contents

出題頻度の高いテーマをセレクト！

●本書は、過去（特に直近5年）の実際の国家試験問題を**分析して構成**しています。

●頻度の高いテーマは問題の右上に★☆を、特に頻度の高いものは★★を付けています。

●演習問題で、国家試験をベースにして作成したもの（流用問題・類似問題）は、そのことがわかるようにページ上部に示しています。

●各テーマタイトルで、該当する**令和5年版看護師国家試験出題基準**の項目を示しています（一部、言葉を略して示す場合もあります）。最初の「必」の文字は必修問題を示し、「Ⅲ」は「健康支援と社会保障制度」を示します。

例：科目と大項目もしくは中項目➡ Ⅲ-Ⅱ-5-F　児童に関する法や施策
　　　　　　　　　　小項目➡ 児童福祉法

※大項目、中項目のみ表示の場合もあります。

学習効果を高める紙面構成！

●演習問題の横には、3つの[ ]（チェック欄）を設けています。繰り返し勉強しましょう。

●学習効果を高めるため、問題文にはあえて否定形の文章を多用しています。

● 解 説 欄には、各選択肢及びテーマ全体に関する**大事な知識**を簡潔にまとめました。

●解説文中の重要な事項は黒い太字で、特に重要な事項は赤の太字で示しています。覚えるためのワンポイントともいうべき知識は、赤字の吹き出しで示しています。

● **プラスα** はさらに知識を広げるための欄です。主に問題文・選択肢にあげなかったものの知っておいた方がよい事項を紹介しています。自己学習の手引きとしてください。

●章末には 直前チェック! のページを設けました。各章に関連した重要事項を列記しています。「プラスα」の事項も含まれます。試験直前に、掲載されている事項が頭に入っているかどうかのチェックに使ってください。

●解説では触れなかったけれども大事な知識はコラムや正文集の形で掲載しています。正文集は、その章のテーマから公衆衛生に関連した知識を選び、実際の過去の国家試験をもとに作成しています。

法律・制度・統計データを掲載！

●法律に関して、本書は原則、令和5年6月末までに施行されたものを掲載しています（社会保障制度は、直近に国会で改正・施行された法律のみでなく、さらにその後で施行される政省令〈内閣や各省の大臣が制定する命令〉と一体で理解する必要があるからです）。

●統計データなどに関しては、本書編集時点（令和6年4月末）の厚生労働省や総務省などの資料に基づいて掲載しています。

1 看護職とほかの医療従事者

保健師助産師看護師法①
Ⅲ-Ⅳ-11-A　看護職に関する法
保健師助産師看護師法

問 1 保健師助産師看護師法に関する記述として**誤っている**のはどれか。 ☆☆

1. 看護師免許は、看護師国家試験に合格すると厚生労働大臣から与えられる。
2. 看護師籍の登録事項に性別がある。
3. 業務従事者届は2年ごとに行われる。
4. 診療の補助は、看護師と准看護師の業務独占とされている。

解説 1. 看護師免許は、看護師国家試験に合格した者が厚生労働大臣に申請し、看護師籍に一定の登録事項が登録されることによって与えられる。

2. 看護師籍の登録事項は、①本籍地都道府県名、氏名、生年月日、性別、②登録番号、登録年月日、看護師国家試験合格の年月、行政処分に関する事項、保健師等再教育研修修了、再免許など。①の項目のどれかに変更が生じた場合は、30日以内に厚生労働大臣に看護師籍の訂正を申請しなければならない。 　　**訂正は30日以内**

3. 業務従事者届は、業務に従事する保健師・助産師・看護師・准看護師が、2年ごとに（西暦偶数年の12月31日時点の従事場所などを、翌年の1月15日までに）就業地の都道府県知事に届け出なければならない。業務に従事していない場合は、この届出を行う必要はない。

4. 看護師と准看護師の業務独占に当たる行為は、「診療の補助」と「傷病者またはじょく婦に対する療養上の世話」である。

プラスα 看護師免許証の書換交付・再交付、看護師免許証の返納、看護師・助産師・保健師・准看護師の名称独占

答え. 1

☆☆

問
2
保健師助産師看護師法に関する記述として**誤っている**のはどれか。

1. 看護師籍は、厚生労働省に備えられている。
2. 行政処分の種類は、戒告、業務の停止、免許の取消しの三つである。
3. 看護師は、免許取得後も研修を受け、看護師の資質の向上を図るよう努めなければならない。
4. 看護師の業務は、看護師国家試験に合格し、看護師免許の申請を行った後であれば実施できる。

 1. 看護師籍・助産師籍・保健師籍は、厚生労働省に備えられている。准看護師籍は、それぞれの都道府県に備えられている。

2. 「業務の停止」は、3年**以内の業務の停止**と定められており、これを超える期間の業務の停止を行うことはできない。「戒告」は、行政処分の理由となった行為を、厚生労働大臣が強く戒める（注意する）ものである。「免許の取消し」を受けた場合、5日**以内**に看護師免許証を厚生労働大臣に**返納**しなければならない。

3. 保健師・助産師・看護師・准看護師は、免許を受けた後も、「臨床研修その他の研修（保健師等再教育研修および准看護師再教育研修を除く）を受け、その資質の向上を図るように**努めなければならない**」と定められている。「努めなければならない」とは、努力すればよく（これを、努力義務ということがある。また、このような規定を努力規定ということがある）、義務**ではない**。

4. 看護師とは、厚生労働大臣の免許を受けて、「傷病者またはじょく婦に対する療養上の世話」と「診療の補助」を行うことを業とする者と定められており、看護師でない者は、これらの行為を業として行うことを禁止されている。看護師免許の申請を行った段階では、看護師免許の申請者は、まだ看護師免許を取得して（受けて）いないため、看護師ではない。看護師免許の申請後、看護師籍に登録された段階で看護師免許を受けたこととなり、看護師の業務を行うことができる。

プラスα 保健師等再教育研修、病院等の開設者等による看護師等に対する研修実施（看護師等人材確保法）、看護師免許の付与

答え. **4**

保健師助産師看護師法③

☆☆

問 3　看護師籍の登録事項でないのはどれか。

1. 本籍地都道府県名
2. 氏　名
3. 性　別
4. 就業地

解説　看護師籍の登録事項のうち、表1-1で○をつけた4項目のいずれかに変更が生じたときは、**30日以内**に、看護師籍の訂正を厚生労働大臣に申請しなければならない。

業務に従事する看護師が上記の申請をする場合には、就業地の都道府県知事を**経由しなければならない**（義務）。

看護師籍の登録の抹消は、厚生労働大臣に申請する。

看護師が**死亡したとき**、または**失踪の宣告を受けたとき**は、戸籍法による死亡または失踪の届出義務者（①同居の親族、②その他の同居者、③家主、地主、家屋・土地の管理人）が、**30日以内**に、看護師籍の登録の抹消を申請しなければならない。

本籍地都道府県名、氏名、生年月日、性別に注意

表1-1 ● 看護師籍の登録事項

登録事項	変更申請が必要な登録事項
登録番号	
登録年月日	
本籍地都道府県名	○
氏　名	○
生年月日	○
性　別	○
看護師国家試験合格の年月	
行政処分に関する事項	
保健師等再教育研修を修了した旨	
再免許の旨	
免許証の書換交付又は再交付の旨、理由、年月日	
登録抹消の旨、理由、年月日	

答え.　4

保健師助産師看護師法④

問 4　保健師助産師看護師法に定める行政処分の記述として**誤っている**のはどれか。

1. 罰金の刑に処せられた看護師は行政処分の対象となる。
2. 大麻の中毒者である看護師は行政処分の対象となる。
3. 行政処分には5年以内の業務の停止がある。
4. 看護師の行政処分は厚生労働大臣が行う。

 行政処分および再教育については次のように定められている。

●行政処分の実施者
　・看護師・保健師・助産師：厚生労働大臣
　・准看護師：都道府県知事
●看護師であって、保健師助産師看護師法に定める行政処分の対象となる者
　①罰金以上の刑に処せられた者
　　※刑：重い順に、死刑、懲役、禁錮、罰金、拘留、科料。
　　（懲役と禁錮は集約されて拘禁刑となる〈令和7年6月施行予定〉）
　　※罰金は、刑事罰（刑罰）の一つである。
　②看護師の業務に関し犯罪または不正の行為があった者
　③心身の障害により看護師の業務を適正に行うことができない者
　④麻薬・大麻・あへんの中毒者
●保健師助産師看護師法に定める行政処分の種類
　①戒告　②3年以内の業務の停止　③免許の取消し
●厚生労働大臣は、保健師等再教育研修を受けるよう命じることができる。
　対象：①戒告、業務の停止を受けた看護師・保健師・助産師
　　　　②看護師・保健師・助産師の再免許を受けようとする者
●保健師等再教育研修
　①保健師・助産師・看護師としての**倫理の保持に関する研修**
　②保健師・助産師・看護師として**必要な知識および技能に関する研修**
　※准看護師にも再教育の規定が置かれている。

プラスα　刑事罰（刑罰）

答え．3

保健師助産師看護師法⑤

問 5　看護師の業務はどれか。　★☆

1. 薬剤の処方
2. 人体への放射線の照射
3. 診療の補助
4. 薬剤の調剤

解 説　保健師助産師看護師法に定める看護師の業務は以下である。

①傷病者またはじょく婦に対する療養上の世話

具体例として、傷病者またはじょく婦に対する清拭、洗髪、更衣、歯磨き、陰部洗浄、食事介助、入浴介助、排泄介助などがある。

②診療の補助

医師・歯科医師の指示の下で行う医行為・歯科医行為と解されている。看護師の判断で医行為・歯科医行為を行ってはならない（臨時応急の手当を除く）。

表1-2 ● 診療の補助の具体例

分　類	行　為
検査関係	心電図検査（体表誘導のみ）、脳波検査（頭皮誘導のみ）、超音波検査、磁気共鳴画像検査、眼底写真検査、経皮的血液ガス分圧検査など
処置関係	採血（四肢等の表在静脈や耳朵〈じだ〉・指頭等の毛細血管からの採血）、生命維持管理装置の操作、義肢・装具の装着部位の採型、義肢・装具の身体への適合、救急救命処置、人工内耳の調整、喀痰吸引等、歯科診療の補助など
訓練関係	理学療法、作業療法、両眼視機能の回復のための矯正訓練、嚥下訓練、補聴器装用訓練など

▌ 医療従事者の業務独占

表1-3 ● 業務独占に当たる行為

医療従事者	行　為
医　師	医行為 例：手術、薬剤の処方、疾病の診断、死亡診断など
歯科医師	歯科医行為 例：う歯の治療、薬剤の処方、歯科疾病の診断など
薬剤師	薬剤の調剤 ※一定の場合に限り、医師・歯科医師も行える。

答え．3

診療放射線技師	人体への放射線の照射 ※医師・歯科医師の具体的な指示が必要。 ※医師・歯科医師は医行為・歯科医行為として実施できる。
助産師	助産 妊婦・じょく婦・新生児の保健指導
看護師	傷病者またはじょく婦に対する療養上の世話 診療の補助
准看護師	傷病者またはじょく婦に対する療養上の世話 診療の補助 ※医師・歯科医師・看護師の指示が必要。
歯科衛生士	歯牙および口腔の疾患の予防処置として 　①歯牙露出面および正常な歯茎の遊離縁下の付着物・沈着物の機械的操作による除去 　②歯牙および口腔に対する薬物の塗布 ※歯科医師の指導の下に行う。
歯科技工士	歯科技工 ※歯科医師の指示書または患者の治療を担当する歯科医師の直接の指示が必要。

> **プラスα** 医療従事者の「業務」と「診療の補助」との関係、規制は以下である。

表1-4 ● 医療従事者の諸規制

諸規制	規定がある医療従事者
守秘義務	すべての医療従事者 ※医療従事者：医師、歯科医師、薬剤師、看護師、准看護師、助産師、保健師、診療放射線技師、臨床検査技師、理学療法士、作業療法士、視能訓練士、臨床工学技士、義肢装具士、救急救命士、言語聴覚士、歯科衛生士、歯科技工士。 ※医師・歯科医師・薬剤師・助産師は刑法に、その他の医療従事者はそれぞれの資格法に定められている。
応召義務	医師、歯科医師、薬剤師、助産師
名称独占	すべての医療従事者
他の医療関係者との連携	診療放射線技師、視能訓練士、臨床工学技士、義肢装具士、救急救命士、言語聴覚士、歯科衛生士
信用失墜行為の禁止	臨床検査技師

問 6 保健師助産師看護師法に規定している看護師の義務は
どれか。 ★★

1. 守秘義務
2. 応召義務
3. 看護記録の記載義務
4. 看護記録の保存義務

解 説 1. 保健師助産師看護師法は、看護師・保健師・准看護師に守秘義務を課
している。助産師の守秘義務は、刑法に定められている。

2. 保健師助産師看護師法は、助産師に応召義務を課している。

3. 保健師助産師看護師法は、看護記録の記載義務を課していない。なお、助産師に
対して、助産録の記載義務を課している。

4. 保健師助産師看護師法は、看護記録の記載を義務付けていないため、保存義務も
課していない。なお、助産録の保存義務（5年間）の規定はある。

COLUMN 令和2年の個人情報保護法の改正の概要

①個人データの漏えい等が発生し、個人の権利利益を害するおそれがあるときは、個人情報保
護委員会への報告と本人への通知の義務化（改正前：努力義務）
②保有個人データの開示方法は、CD-ROM等の媒体の郵送や電子メールによる送信などを含め、
本人が指示できる。（改正前：書面による交付）
③個人データの利用の停止・消去などの請求ができる範囲に、個人の権利または正当な利益が
害されるおそれがある場合にも拡充（改正前：利用停止・消去…目的外利用や不正取得の場合
に限定、第三者提供の停止…第三者提供義務違反の場合に限定）
④個人関連情報とその規制（新設）
⑤仮名加工情報とその規制（新設）
⑥個人情報の不適正な利用の禁止（新設）

プラスα 医療法に規定する「診療に関する諸記録」と保存期間

答え. 1

保健師助産師看護師法⑦

☆☆

問 7

保健師助産師看護師法に定める特定行為の記述として**誤っている**のはどれか。

1. 特定行為を手順書により行うことができるのは看護師のみである。
2. 特定行為を手順書により行うためには、特定行為研修を受けなければならない。
3. 手順書には、患者の病状の範囲や診療の補助の内容などが定められる。
4. 特定行為研修は厚生労働大臣が実施する。

解 説　1. 保健師・助産師・准看護師は、手順書によって特定行為を行えない。
2. 手順書は、医師・歯科医師の指示の一種類である。手順書以外の医師・歯科医師の指示によって特定行為を行う場合は、特定行為研修を受ける義務はない。

3. 手順書に定める事項。
　①看護師に診療の補助を行わせる**患者の病状の範囲**
　②診療の補助の内容
　③当該手順書に係る特定行為の**対象となる患者**
　④特定行為を行うときに**確認すべき事項**
　⑤医療の安全を確保するために**医師または歯科医師**との連絡が必要となった場合の連絡体制
　⑥特定行為を行った後の**医師または歯科医師に対する報告の方法**

4. 特定行為研修は、厚生労働大臣が指定した学校や病院など（指定研修機関）が実施する。

▶ 特定行為

　看護師が手順書により行う場合には、①および②が特に必要とされる診療の補助であって厚生労働省令で定めるもの（現在、38行為が規定されている）。
　①実践的な理解力、思考力および判断力
　②高度かつ専門的な知識および技術

プラスα　特定行為38行為、特定行為区分21区分、特定行為研修の構成（共通科目と区分別科目）、領域別パッケージ研修

答え. **4**

問 8 保健師助産師看護師法に定める看護師免許証の記述として正しいのはどれか。 ☆☆

1. 看護師免許が与えられたときは、厚生労働大臣から看護師免許証が交付される。
2. 看護師免許証を損傷したときは、再交付を申請しなければならない。
3. 看護師免許証の記載事項に変更を生じたときは、30日以内に書換交付を申請しなければならない。
4. 看護師免許の取消処分を受けたときは、7日以内に、看護師免許証を厚生労働大臣に返納しなければならない。

 免許証の再交付・書換交付・返納については以下のように定められている。「しなければならない」と「できる」は違う。

表1-5 ● 免許証の再交付

看護師免許証の亡失・損傷*	厚生労働大臣に免許証の再交付を申請できる(期限なし)。 ※就業地の都道府県知事を経由して申請できる。
亡失した免許証の発見	発見から5日以内に、発見した免許証を厚生労働大臣に返納しなければならない(義務)。 ※就業地の都道府県知事を経由して返納できる。

＊亡失：紛失や盗難の意味。　損傷：破れや汚れの意味。

表1-6 ● 免許証の書換交付

看護師免許証の記載事項	本籍地都道府県名、氏名、生年月日
記載事項に変更	厚生労働大臣に免許証の書換交付を申請できる(期限なし)。 ※書換交付申請書に免許証を添付しなければならない。 ※就業地の都道府県知事を経由して申請できる。

＊看護師籍の登録事項のうち、本籍地都道府県名・氏名・生年月日・性別に変更を生じたときは、看護師は、30日以内に看護師籍の訂正を厚生労働大臣に申請しなければならない。

表1-7 ● 免許証の返納

看護師籍の登録の抹消申請*	厚生労働大臣に免許証を返納しなければならない(義務)。 ※登録抹消申請時に免許証の返納。 ※就業地の都道府県知事を経由して返納できる。
看護師免許の取消処分	取消処分を受けてから5日以内に、免許証を厚生労働大臣に返納しなければならない(義務)。 ※就業地の都道府県知事を経由して返納できる。

＊自己都合、死亡、失踪宣告による場合。

答え. 1

看護師等人材確保法

> **問 9** ★★
>
> 看護師等の人材確保の促進に関する法律の記述として**誤っている**のはどれか。
>
> 1. 都道府県ナースセンターは、無料の職業紹介事業を行う。
> 2. 病院等を離職した看護師は、住所等の一定の事項を都道府県ナースセンターに届け出なければならない。
> 3. 病院の開設者は、新たに業務に従事する看護師等に対する研修を実施するよう努めなければならない。
> 4. 看護師等は、自ら進んでその能力の開発および向上を図るよう努めなければならない。

 都道府県ナースセンターの業務や看護師等の届出などについては以下のように定められている。

2. 誤っている。努力義務である。

▶ 病院等の開設者等の責務

　病院等の開設者等は、病院等に勤務する看護師等が適切な処遇の下で、その専門知識と技能を向上させ、かつ、これを看護業務に十分に発揮できるよう、以下の措置を講ずるよう**努めなければならない**。

①病院等に勤務する看護師等の処遇の改善
②新たに業務に従事する看護師等に対する研修（臨床研修など）の実施
③看護師等が自ら研修を受ける機会を確保できるようにするために必要な配慮
④その他

▶ 看護師等確保推進者

設置義務：①医療法に定める看護師等の員数が著しく下回る病院（7割未満の病院）
　　　　　②看護師等の確保が著しく困難な状況にあると認められる病院
役割（任務）：以下を処理する。
　　　　　①看護師等の配置および看護師等の業務の改善に関する計画の策定
　　　　　②看護師等の確保に関する事項

答え.　2

表1-8 ● 都道府県ナースセンターの業務

病院等における**看護師等の確保の動向に関する調査**

※病院等：病院、診療所、助産所、介護老人保健施設、指定訪問看護事業（介護保険法に定める訪問看護、定期巡回・随時対応型訪問介護看護、複合型サービス〈訪問看護または定期巡回・随時対応型訪問介護看護と組み合わせるものに限定〉、介護予防訪問看護）を行う事業所（本問において同じ）。
※看護師等：保健師、助産師、看護師および准看護師（本問において同じ）。

就業を希望する看護師等の状況に関する調査

看護（訪問看護を含む）についての**知識および技能に関する研修**

※対象：看護師等。

看護についての**知識および技能に関する援助**

※援助：情報の提供や相談など。
※対象：看護師等。

看護師等の確保に関する援助

※援助：情報の提供や相談など。
※対象：病院等の開設者、管理者、看護師等確保推進者など。

看護師等についての**無料の職業紹介事業**

※対象：特に定められていないが、看護師等や病院等の開設者などが想定される。

就業の促進に関する援助

※援助：情報の提供や相談など。
※対象：看護師等。

看護に関する啓発活動

その他の看護師等の確保を図るために必要な業務

※都道府県ナースセンターは、都道府県ごとに1カ所。

表1-9 ● 看護師等の都道府県ナースセンターへの届出

届け出る場合	届出事項
・病院等を離職した場合 ・看護師等の業務に従事しなくなった場合 ・看護師等の免許を受けた後、看護師等の業務に直ちに従事する見込みがない場合	・氏名 ・生年月日 ・住所 ・連絡先（電話番号や電子メールアドレスなど） ・籍（保健師籍、助産師籍、看護師籍、准看護師籍）の登録番号、登録年月日 ・就業に関する状況

プラスα 基本指針（目的、内容、制定者）、中央ナースセンターの業務、国・地方公共団体の責務

看護・医療従事者と倫理

問 10　インフォームド・コンセントが提唱されたのはどれか。

★☆

1. ヘルシンキ宣言
2. 世界保健機関憲章
3. ジュネーブ宣言
4. オタワ憲章

解説　1．正しい。1964年の第18回世界医師会総会が開催されたフィンランドのヘルシンキにおいて宣言された。医学研究（臨床試験を含む）の倫理原則を定めており、インフォームド・コンセントに関する規定を置いている。

2．世界保健機関（WHO）憲章は、1946年に61カ国が署名し（日本は、1951年公布）、すべての人々の幸福と平和な関係と安全保障の基礎となる諸原則を宣言した。

3．ジュネーブ宣言は、1948年の第2回世界医師会総会が開催されたジュネーブにおいて、**医師の倫理**に関して宣言した。ジュネーブ宣言は改定を繰り返し、2017年の改定が最新である。

4．オタワ憲章は、1986年の世界保健機関（WHO）の健康づくり国際会議（International conference on health promotion）が開催されたカナダのオタワにおいて、ヘルスプロモーションが提唱された。

▶ リスボン宣言

1981年の第34回世界医師会総会が開催されたポルトガルのリスボンにおいて宣言された。この宣告には「良質の医療を受ける権利」「自己決定権」「情報に関する権利」（カルテ開示、個人情報保護など）が定められている。

プラスα　リスボン宣言、ジュネーブ宣言

答え．1

下の重要語句について、知識が身に付いているか、確認してみよう！

☑ **保健師助産師看護師法①** (p.6)

看護師籍の登録事項　業務従事者届　看護師の業務独占　看護師の名称独占　看護師免許証の書換交付・返納

☑ **保健師助産師看護師法②** (p.7)

看護師籍の設置場所　行政処分の種類　看護師の資質の向上　看護業務の実施可能時期　保健師等再教育研修の対象者　看護師免許の付与

☑ **保健師助産師看護師法③** (p.8)

看護師籍の登録事項

☑ **保健師助産師看護師法④** (p.9)

行政処分

☑ **保健師助産師看護師法⑤** (p.10)

看護師の業務（療養上の世話、診療の補助）　守秘義務　応召義務　名称独占　業務独占　他の医療関係者との連携　信用失墜行為の禁止

☑ **保健師助産師看護師法⑥** (p.12)

看護師の義務

☑ **保健師助産師看護師法⑦** (p.13)

特定行為の定義　手順書　特定行為研修　特定行為区分　領域別パッケージ研修

☑ **保健師助産師看護師法⑧** (p.14)

免許証の再交付　免許証の書換交付　免許証の返納　籍の登録事項の変更

☑ **看護師等人材確保法** (p.15)

都道府県ナースセンターの業務　中央ナースセンターの業務　看護師等の届出　病院等の開設者等の責務　国・地方公共団体の責務　看護師等の責務

☑ **看護・医療従事者と倫理** (p.17)

ヘルシンキ宣言　リスボン宣言　ジュネーブ宣言　オタワ憲章　世界保健機関憲章

2　福祉職

福祉職①

Ⅲ-Ⅳ-11-B　医療や社会福祉の関連職に関する法
社会福祉士及び介護福祉士法、精神保健福祉士法

> **問 11** 精神障害医療を受けている者の社会復帰に関する相談に応じることを、業務とするのはどれか。　★☆
>
> 1. 社会福祉士
> 2. 介護福祉士
> 3. 精神保健福祉士
> 4. 介護支援専門員

解説 社会福祉士・介護福祉士・精神保健福祉士・介護支援専門員の業務は以下である。

表2-1 ● 社会福祉士の業務

業　務 （根拠法：社会福祉士及び介護福祉士法）
身体上または精神上の障害や**環境上の理由**により**日常生活に支障がある者**の福祉に関する相談 ※身体障害者や精神障害者に限定するものではない。 ※この相談の対象の制限はなく、本人だけでなく家族などでもかまわない。
援　助　・助　言 　　　　・指　導 　　　　・関係者（福祉サービス提供者、保健医療サービス提供者〈医師等〉など）との連絡および調整 　　　　・その他

表2-2 ● 介護福祉士の業務

業　務 （根拠法：社会福祉士及び介護福祉士法）
心身の状況に応じた介護（喀痰吸引等を含む） ※対象：身体上または精神上の障害により日常生活に支障がある者 ※喀痰吸引等：問12を参照。
介護に関する指導 ※対象：上記の者およびその介護者。

表2-3 ● 精神保健福祉士の業務

業　務 （根拠法：精神保健福祉士法）
医療施設において精神障害医療を受けている者や精神障害者の社会復帰促進施設を利用している者の**社会復帰に関する相談**（地域相談支援の利用に関するなど）
援　助　・助　言 　　　　・指　導 　　　　・日常生活への適応のために必要な訓練（日常生活適応訓練） 　　　　・その他

答え.　3

表2-4 ● 介護支援専門員の業務

業　務 (根拠法：介護保険法)
要介護者等（要介護者または要支援者）からの相談 要介護者等が心身の状況等に応じた適切な介護サービスを利用できるように市町村や介護サービスの事業者**などとの連絡調整等**。 ※ここでの介護サービス：居宅サービス、地域密着型サービス、施設サービス、介護予防サービス、地域密着型介護予防サービス、特定介護予防・日常生活支援総合事業をいう。 ※ここでの事業者：上記介護サービスの事業を行う者。

表2-5 ● 行政機関等の福祉系職種と設置を規定する法令

福祉職種	設置する義務／根拠法令	職　務
社会福祉主事	都道府県 市 福祉事務所を設置する町村 ※福祉事務所を設置しない町村は、社会福祉主事を置くことができる。 根拠法令：**社会福祉法**	○都道府県福祉事務所において、生活保護法、児童福祉法、母子及び父子並びに寡婦福祉法に定める援護・育成の措置に関する事務 ○市・町村福祉事務所において、生活保護法、児童福祉法、母子及び父子並びに寡婦福祉法、老人福祉法、身体障害者福祉法、知的障害者福祉法に定める援護・育成・更生の措置に関する事務 ※福祉事務所を設置しない町村の社会福祉主事：老人福祉法、身体障害者福祉法、知的障害者福祉法に定める援護・更生の措置に関する事務。
児童福祉司	児童相談所 ※都道府県：児童相談所の設置義務。 根拠法令：**児童福祉法**	○児童の保護、児童の福祉に関する事項について、相談・指導など児童の福祉増進
身体障害者福祉司	身体障害者更生相談所 ※都道府県：身体障害者更生相談所の設置義務。 ※市町村福祉事務所に身体障害者福祉司を置くことができる。 根拠法令：**身体障害者福祉法**	○市町村の援護の実施に関し、専門的な知識・技術を必要とする、①市町村相互間の連絡調整、②市町村に対する情報提供、③必要な援助、④これらに付随する業務 ○身体障害者の福祉に関し、専門的な知識・技術を必要とする身体障害者に関する相談・指導 ※市町村福祉事務所の身体障害者福祉司：身体障害者の福祉に関し、①福祉事務所所員に対する技術的指導、②身体障害者の相談、生活の実情・環境等の調査、更生援護の必要の有無・種類の判断、本人に対して、直接または間接に、社会的更生の方途の指導、これらに付随する業務のうち、専門的な知識・技術を必要とするもの。
知的障害者福祉司	知的障害者更生相談所 ※都道府県：知的障害者更生相談所の設置義務。 ※市町村福祉事務所に知的障害者福祉司を置くことができる。 根拠法令：**知的障害者福祉法**	○市町村の更生援護の実施に関し、専門的な知識・技術を必要とする、①市町村相互間の連絡調整、②市町村に対する情報提供、③必要な援助、④これらに付随する業務 ○知的障害者の福祉に関し、専門的な知識・技術を必要とする知的障害者に関する相談・指導 ※市町村福祉事務所の知的障害者福祉司：知的障害者の福祉に関し、①福祉事務所所員に対する技術的指導、②知的障害者の福祉に関する相談、必要な調査・指導、これらに付随する業務のうち、専門的な知識・技術を必要とするもの。

 社会福祉主事、児童福祉司、身体障害者福祉司、知的障害者福祉司

福祉職②

問 12 介護福祉士などの介護に従事する者に許されている「診療の補助」でないのはどれか。

1. 口腔内の喀痰吸引
2. 鼻腔内の喀痰吸引
3. 気管内の喀痰吸引
4. 経鼻経管栄養

解説 看護師および准看護師の業務独占とされている「診療の補助」は、さまざまな資格法によって、その一部が他の医療従事者などにも許されている。

社会福祉士及び介護福祉士法によって、介護に従事する者のうち、一定の研修や教育を修了した者には、「診療の補助」と位置付けられている喀痰吸引や経管栄養（法令では「喀痰吸引等」と表現している）の行為が許されている（表2-6参照）。

表2-6 ● 介護従事者と「診療の補助」

研修・教育を修了した介護に従事する者ができる「診療の補助」	口腔内の喀痰吸引
	鼻腔内の喀痰吸引
	気管カニューレ内部の喀痰吸引 ※気管内の喀痰吸引は認められていない。
	胃ろうまたは腸ろうによる経管栄養
	経鼻経管栄養

気管カニューレ内部の喀痰吸引はOKであることに注意

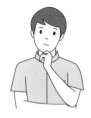

プラスα 看護師・准看護師の業務独占、診療の補助

下の重要語句について、知識が身に付いているか、確認してみよう！

☑ **福祉職①**（p.19）

社会福祉士　介護福祉士　精神保健福祉士　介護支援専門員　社会福祉主事　児童福祉司
身体障害者福祉司　知的障害者福祉司

☑ **福祉職②**（p.21）

看護師の業務独占　准看護師の業務独占　診療の補助　喀痰吸引等

3 医療提供施設

医療法①

Ⅲ-Ⅳ-11-C　サービスの提供体制
医療法

問 13 医療法が定める事項として**誤っている**のはどれか。 ★★

1. 医療提供の理念
2. 保健所の設置や事業
3. 病院における医療安全管理体制の確保
4. 厚生労働大臣が策定する医療提供体制の確保を図るための基本方針

解説 1. 医療法は、医療提供の原理や方法、医療関係者の責務などの**医療提供の理念**について定めている。 ◀ 医療法は医療提供の理念を定めている

2. 保健所の設置や事業は、地域保健法で規定している。医療法は、**病院・診療所等の医療を提供する場所**や、その管理のあり方について規定している。

3. 医療法は、**医療の安全の確保**に関する事項について定めている。病院の安全管理の体制の確保や講ずるべき措置などについて規定している。

4. 医療法は、**医療提供体制の確保**の一つとして、**医療計画**について定めている。医療計画は、厚生労働大臣が策定した医療提供体制の確保を図るための基本方針に基づいて、地域の実情に応じて都道府県が定める。

▌医療法の規定事項

医療法は、医療提供の理念、病院・診療所等の医療を提供する場所や、その管理のあり方、医療の安全の確保、医療提供体制の確保などの事項について定めている。

プラスα 医療提供の理念、医療の安全の確保、医療提供施設、医療提供体制の確保、医療法人

答え. 2

問14 医療法の医療提供の理念として**誤っている**のはどれか。 ★★

1. 提供される医療には、疾病の予防のための措置は含まれない。
2. 医療は、医療を受ける者の意向を十分に尊重して提供される。
3. 医療は、医療の担い手と医療を受ける者との信頼関係に基づいて提供される。
4. 医療の担い手は、医療提供に当たり適切な説明を行い、患者の理解を得るよう努める。

解説　1. 医療の内容は、単に**治療**だけではなく、疾病の予防のための措置やリハビリテーションを含む、良質かつ適切なものでなければならない。

2. 医療は、**医療を受ける者**の意向を**十分に尊重**して提供されなければならない。医療は、病院・診療所などの**医療提供施設**や、医療を受ける者の**居宅**等において、**医療提供施設の機能に応じて効率的**に、かつ、福祉サービスなどの**関連するサービス**との有機的な連携を図りつつ、提供されなければならない。

3. 医療は、**医療の担い手**（医師、歯科医師、薬剤師、看護師等）と医療を受ける者との信頼関係に基づき、医療を受ける者の心身の状況に応じて行われる。

4. 医師、歯科医師、薬剤師、看護師等の医療の担い手は、医療を提供するに当たり、**適切な説明**を行い、**医療を受ける者**の**理解を得る**ように努めなければならない。

プラスα　医療法1条の2・1条の3・1条の4、インフォームド・コンセント

答え. 1

医療法③

問15　医療法に基づく医療提供施設**でない**のはどれか。　★★

1. 診療所
2. 授産施設
3. 特定機能病院
4. 介護老人保健施設

解説　**2. 授産施設**は、生活保護法で規定されている。「身体上若しくは精神上の理由又は世帯の事情により就業能力の限られている要保護者に対して、就労又は技能の修得のために必要な機会及び便宜を与えて、その自立を助長することを目的とする施設」（38条）とされており、生業扶助に関連する施設である。

授産施設は生業扶助に関わる

■ 医療法の医療提供施設

「病院、診療所、介護老人保健施設、介護医療院、調剤を実施する薬局」（1条二の2）、助産所などの、医療を提供する施設が医療提供施設である。所定の要件を満たす病院は、**地域医療支援病院**、**特定機能病院**、臨床研究中核病院と称することができる。

表3-1 ● 医療提供施設

施設名	定　義
診療所	患者を入院させる施設を有しないもの、または19人以下の患者を入院させるための施設を有するもの
病　院	20人以上の患者を入院させる施設を有するもの
助産所	助産師の業務を行う場所、妊婦・産婦・じょく婦10人以上の入所施設を有してはならない

表3-2 ● 各種病院の要件等

	種　類	主な要件	入院患者の病床数	承認者
病　院	地域医療支援病院	救急医療の提供、地域の医療従事者の研修など	200以上	都道府県知事
	特定機能病院	高度の医療の提供・開発、高度の医療の安全確保など	400以上	厚生労働大臣
	臨床研究中核病院	特定臨床研究等の計画・立案など		

プラスα　介護老人保健施設・介護医療院の定義、薬局の定義

答え．2

問16 医療法の医療提供施設に関する記述として**誤っている**のはどれか。 ★★

1. 助産所の管理者になることができるのは、助産師である。
2. 診療所は、20人以下の患者を入院させるための施設を有する。
3. 地域医療支援病院と称するには、都道府県知事の承認を得る必要がある。
4. 特定機能病院は、高度の医療技術の開発および評価を行う能力を有する。

解説

1. **管理者**は、医療提供施設の運営管理の全般にわたって責任を負う者である。病院・診療所の管理者には、臨床研修修了の医師・歯科医師がなる。助産所の管理者には助産師がなる。**助産所**は、助産師の業務を行う場所であり、妊婦・産婦・じょく婦**10人以上の入所施設を有してはならない**。

2. 医療法は、**診療所**を「**患者を入院させるための施設を有しないもの又は19人以下の患者を入院させる**ための施設を有するもの」と定める。20人以上の患者を入院させる施設を有するのは病院である。

3. **地域医療支援病院**は、地域の医療確保のために必要な支援に関する以下の要件を満たし、**都道府県知事の承認**を得て称することのできる病院である。

　①紹介患者に対する医療提供、②**救急医療の提供**、③**地域の医療従事者の研修**、④200人以上の患者を入所させる施設を有するなど

4. **特定機能病院**は、以下の要件を満たし、**厚生労働大臣の承認**を得て称することのできる病院である。

　①**高度の医療提供**、②高度の医療技術の開発や評価、③高度の医療に関する研修、④医療の高度の安全確保、⑤**400人以上の患者を入所させる施設を有する**など

プラスα 地域医療支援病院・特定機能病院・臨床研究中核病院の各要件・病床数・承認、医療提供施設の管理者、病院・診療所の開設

答え. 2

問 17 ★★

医療法による病院が備えるべき人員や設備に関する記述として、**誤っている**のはどれか。

1. 看護記録は、診療に関する諸記録として2年間保存する。
2. 療養病床は、長期の療養が必要な患者を入院させるための病床である。
3. 一般病床の看護職員の人員配置基準は、患者7人に対して1人以上である。
4. 特定機能病院の看護職員の人員配置基準は、患者2人に対して1人以上である。

解説　1. 医療法に定められている診療に関する諸記録は、病院日誌・処方箋・**看護記録**・入院診療計画書などである。これらの記録は**病院が2年間保**管をする。なお、患者およびその代理人が、患者自身の診療記録（看護記録を含む）の開示を求めた場合は、原則として開示しなければならない。

2. 病院における病床の種別には、精神病床・感染症病床・結核病床・療養病床・一般病床がある。療養病床は、主として長期の療養を必要とする患者を入院させるための病床である。なお、病院の病室と診療所の療養病床の患者1人に必要な病室床面積は6.4m²以上である。

3. 医療保険において、患者が入院した場合、1日24時間を平均して、患者7人に対して1人の看護職員が勤務していると、診療報酬として入院基本料が病院に支払われる。

4. 病院における看護職員の人員配置基準は、病床ごとに違う。

　　　　　　　　　　　　　　　　　　　　　　　診療報酬が「7対1」

表3-3 ● 看護職員の人員配置基準

病　床	基　準
一般病床・感染症病床	患者3人に対して1人以上
療養病床・精神病床・結核病床	患者4人に対して1人以上
特定機能病院	患者2人に対して1人以上

プラスα　診療に関する諸記録の内容、診療所・外来における看護職員の人員配置基準、電子処方箋

答え. 3

問18 医療法に基づく病院の医療の安全の確保に関する記述として**誤っている**のはどれか。**2つ選べ。** ★★

1. 医薬品安全管理責任者の配置が義務付けられている。
2. 医療安全管理のための指針を整備しなければならない。
3. 特定機能病院の安全管理者は専任でなければならない。
4. 医療事故が発生した場合には、医療安全支援センターへ報告する。
5. 医療安全管理に必要な研修を、2年に1回は開催しなければならない。

解説 1. 医薬品を安全に管理するための体制の確保として、医薬品安全管理責任者（医薬品の使用に係る安全な管理のための責任者）を配置しなければならない。病院の管理者が講ずるべき措置には、院内感染対策、医薬品の安全管理、医療機器の安全管理がある。

2. 病院の管理者は、安全管理として、指針の整備、職員研修の実施、改善方策などの体制を確保しなければならない。有床の病院や診療所等では、医療安全管理委員会を設置する。定例で月1回程度、重大な問題が発生した場合は適宜、委員会を開催する。

3. 病院は、医療安全管理部門に、専従の医師、薬剤師および看護師を配置するよう努め、専任の医療に係る安全管理を行う者を配置する。特定機能病院には、専任の安全管理者の配置が義務付けられている。

4. 病院・診療所・助産所の管理者は、医療事故が発生した場合、遅滞なく所定の事項を、**医療事故調査・支援センター**に報告しなければならない。**医療事故調査・支援センターに報告する医療事故**とは次のようなものである。①病院等に勤務する医療従事者が提供した医療に起因が疑われること、②管理者が**予想しなかった死亡・死産**であること。**医療安全支援センター**は、医療に関する苦情などや相談への対応、医療安全に関する助言や情報提供などを行う。

5. 医療安全管理のための研修は、年2回程度、定期的に開催するほか、必要に応じて開催する。医療機関全体に共通する安全管理に関する内容について行う。

プラスα 医療事故調査・支援センターへの医療事故報告、安全管理の職員研修、特定機能病院の医療安全の確保、インシデント、ヒヤリ・ハット

答え. 4、5

医療法⑦（医療計画）

Ⅲ-Ⅳ-11-C　サービスの提供体制
医療法

問 19　**医療法が定める医療計画に関する記述として誤っているのはどれか。** ★★

1. 医療計画は都道府県が定める。
2. 一般病床は、二次医療圏に基づいて病床数が算定される。
3. 救急医療は、医療計画に記載する救急医療等確保事業の一つである。
4. 高血圧症は、治療または予防に関する事業として医療計画に記載する疾患である。
5. 一般病床を有する病院は、病床の機能区分に従って都道府県知事に報告を行う。

解説　1. 医療計画は、厚生労働大臣が策定した、医療提供体制の確保を図るための基本方針に基づいて、地域の実情に応じて、都道府県が定める。

2. **二次医療圏**に基づいて算定されるのは、一般病床・療養病床の病床数である。精神病床・感染症病床・結核病床の病床数は、**三次医療圏**に基づいて算定される。

3. 医療計画に記載する救急医療等確保事業とは、以下の6事業である。

　①救急医療、②災害時における医療、③新興感染症発生・まん延時における医療、④へき地の医療、⑤周産期医療、⑥小児医療（小児救急医療を含む）

さらに、**在宅医療**や都道府県が必要と認める医療なども、医療計画の記載事項である。

4. 以下の5疾病についての治療または予防を行う事業は、医療計画に記載される。

　①がん、②脳卒中、③心筋梗塞等の心血管疾患、④糖尿病、⑤精神疾患

5. 病床機能報告は、一般病床・療養病床を有する病院・診療所が、都道府県知事に対して行う。病床機能は、①高度急性期機能、②急性期機能、③回復期機能、④慢性期機能の四つに区分される。

プラスα　医療計画の記載事項、医療計画の見直し、医療圏の区域・対象、病床機能報告、外来機能報告、地域医療構想、地域包括ケアシステム

答え．**4**

下の重要語句について、知識が身に付いているか、確認してみよう！

☑ 医療法① （p.23）
医療法の主な内容（医療提供の理念、医療の安全の確保、医療提供施設、医療提供体制の確保）

☑ 医療法② （p.24）
医療提供の理念（医療提供の原理、医療提供の方法、医療の担い手の責務）

☑ 医療法③ （p.25）
医療提供施設の種類　医療提供施設の定義

☑ 医療法④ （p.26）
医療提供施設（診療所・病院・地域医療支援病院・特定機能病院・臨床研究中核病院・助産所）の定義　入院・入所者の数

☑ 医療法⑤ （p.27）
病床の種別　病院の看護職員の人員配置基準　診療に関する諸記録と保存期間

☑ 医療法⑥ （医療安全） （p.28）
医療安全支援センター　医療事故・調査支援センター　医療安全管理のための体制確保や措置の内容

☑ 医療法⑦ （医療計画） （p.29）
医療計画　5疾病6事業と在宅医療　医療圏　病床機能区分の種類

COLUMN 医療法の改正

　国民の生命・健康に重大な影響を与えるおそれがある感染症の発生・まん延に備える等のため、医療法が改正されている（令和6〈2024〉年4月1日施行）。主な改正内容は、医療計画に記載する救急医療等確保事業への**新興感染症発生・まん延時における医療**の追加、「**災害・感染症医療確保事業**」の新設とそれに伴う、災害・感染症医療従事者の登録制度、事業実施のための都道府県知事と病院との協定締結の仕組みの整備、特例許可病床の創設などである。

4 薬剤と医療機器

医薬品医療機器等法① | Ⅲ-Ⅳ-11-D　その他の役割
医薬品と医療機器の取り扱い

問 **20** 医薬品医療機器等法による規制対象**でない**のはどれか。 ☆☆

1. 麻　薬
2. 医薬品
3. 化粧品
4. 指定薬物
5. 特定保守管理医療機器

 解 説　1. 麻薬・向精神薬の取り扱い等は、麻薬及び向精神薬取締法で規定されている。覚醒剤・覚醒剤原料は、覚醒剤取締法で規定されている。

表4-1 ● 医薬品医療機器

物　品	定　義
医薬品	①日本薬局方に収められている物、②人・動物の疾病の診断・治療・予防に使用されることが目的とされている物、③人・動物の身体の構造・機能に影響を及ぼすことが目的とされている物 ※②③は機械器具等以外の物。
医薬部外品	①吐き気その他の不快感や口臭・体臭の防止、あせも・ただれ等の防止、脱毛の防止、育毛・除毛の目的のために使用される物、②人・動物の保健のためにするネズミ・ハエ・蚊・ノミ等に類する生物の防除の目的のために使用される物、③厚生労働大臣が指定した医薬品の定義②・③の目的のために使用される物 ※機械器具等以外の物。
化粧品	人の身体を清潔にし、美化し、魅力を増し、容貌（ぼう）を変え、または皮膚・毛髪を健やかに保つために、身体に塗擦、散布その他これらに類似する方法で使用されることが目的とされている物で、人体に対する作用が緩和な物
医療機器	政令で定めた、①人・動物の疾病の診断・治療・予防に使用されることが目的とされている器械器具等、②人・動物の身体の構造・機能に影響を及ぼすことが目的とされている機械器具等
再生医療等製品	政令で定めた、①人・動物の身体の構造・機能の再建・修復・形成や、動物の疾病の治療・予防のために医療・獣医療に使用されることが目的とされている物のうち、人・動物の細胞に培養その他の加工を施した物、②人・動物の疾病の治療に使用されることが目的とされている物のうち、人・動物の細胞に導入され、これらの体内で発現する遺伝子を含有させた物

答え. 1

表 4-2 ● 医療機器の種類

機器名		機器の定義		指　定
医療機器	高度管理医療機器	副作用・機能の障害が生じた場合 ※適正な使用目的に従い適正に使用。	人の生命・健康に重大な影響を与えるおそれがあるために適切な管理が必要な機器	厚生労働大臣 ※薬事審議会の意見を聴く。
	管理医療機器		人の生命・健康に影響を与えるおそれがあるために適切な管理が必要な機器	
	一般医療機器		人の生命および健康に影響を与えるおそれがほとんどない機器	
	特定保守管理医療機器	保守点検・修理などの管理に専門的な知識・技能が必要で、適正な管理が行われなければ疾病の診断・治療・予防に重大な影響を与えるおそれがある機器		

医薬品医療機器等法

　医薬品医療機器等法（医薬品、医療機器等の品質、有効性及び安全性の確保等に関する法律）は以下の表4-3に記された事項について定めており、医薬品医療機器等に関連して保健衛生の向上を図ることを目的としている。

表 4-3 ● 医薬品医療機器等法の規定事項

医薬品等（医薬品・医薬部外品・化粧品・医療機器・再生医療等製品）の品質・有効性・安全性の確保
医薬品等の使用による保健衛生上の危害の発生・拡大の防止のために必要な規制
指定薬物の規制に関する措置
医療上特に必要性が高い医薬品・医療機器・再生医療等製品の研究開発の促進に必要な措置

プラスα　医薬品の分類、医薬品の販売授与の場所・方法、希少疾病用医薬品、先駆的医薬品、特定用途医薬品、指定薬物、医薬品等の安全対策、添付文書

医薬品医療機器等法②

Ⅲ-Ⅳ-11-D　その他の役割
医薬品と医療機器の取り扱い

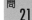

問21 ☆☆

医薬品医療機器等法の毒薬・劇薬に関する記述として、**誤っている**のはどれか。

1. 毒薬は、鍵のかかる場所にほかの物と区別して貯蔵・陳列する。
2. 毒薬は、毒性が強い物として厚生労働大臣が指定した医薬品である。
3. 劇薬の容器には、黒地に白枠・白字で品名と「劇」の文字を表示する。
4. 劇薬は、安全な取り扱いができるか不安のある者に対して交付をしてはならない。

解説 1. 毒薬・劇薬は、**ほかの物と区別して**貯蔵・陳列する。特に毒薬については、貯蔵・陳列場所に鍵を施さなければならない。

2. 毒薬・劇薬は、毒性・劇性が強いものとして、薬事審議会の意見を聴いて厚生労働大臣が指定する医薬品である。

3. **劇薬の容器**には、白地に赤枠・赤字で品名と「劇」の文字を表示する。**毒薬の容器**には、黒地に白枠・白字で品名と「毒」の文字を表示する。

4. 毒薬・劇薬は、**14歳未満の者**や**安全な取り扱いができるか不安のある者**に対しては、**交付してはならない**。

図4-1 ● 毒薬・劇薬の表示方法

毒薬（黒地・白字・白枠）　劇薬（白地・赤字・赤枠）

表示の違いは目で覚えよう

プラスα 毒薬・劇薬の表示方法

答え. 3

☆☆

問 22 麻薬及び向精神薬取締法に関する記述として**誤っている**のはどれか。

1. 看護師は麻薬施用者の免許を取得できる。
2. モルヒネは、鍵をかけた堅固な設備内に貯蔵する。
3. 麻薬を紛失した場合、麻薬管理者は都道府県知事に届け出る。
4. 麻薬の廃棄は、事前に都道府県知事に届け出て職員が立ち会って行う。

解説　1. 麻薬施用者の免許は、医師・歯科医師・獣医師が取得できる。麻薬施用者は、都道府県知事の免許を受けた者である。麻薬施用者のみが、疾病の治療の目的で、業務上麻薬の施用・施用のための交付、麻薬処方箋の交付ができる。

2. モルヒネ、コカイン、コデイン等の麻薬は、**ほかの医薬品と区別して保管**し、鍵をかけた堅固な設備内に貯蔵する。ジアゼパム、バルビタール、ペンタゾシン等の向精神薬は、鍵をかけた設備内で保管する

表4-4 ● 薬剤の保管方法と根拠となる法

薬剤の種類	保管方法	根拠法
麻　薬	ほかの医薬品と区別して保管※ ＋鍵をかけた堅固な設備内に貯蔵	麻薬及び向精神薬取締法
向精神薬	鍵をかけた設備内で保管	
毒　薬	ほかの物と区別して貯蔵・陳列 ＋貯蔵・陳列場所に鍵を施す	医薬品医療機器等法
劇　薬	ほかの物と区別して貯蔵・陳列	
覚醒剤	鍵をかけた堅固な場所で保管	覚醒剤取締法
覚醒剤原料	鍵をかけた場所で保管	

※覚醒剤と一緒に保管することは可。
十万佐知子ほか．"麻薬及び向精神薬取締法"．看護をめぐる法と制度．第5版，メディカ出版，2024，p.189．（ナーシング・グラフィカ，健康支援と社会保障④）．一部改変．

3. 麻薬の紛失、盗難、所在不明が明らかになった場合、麻薬管理者は**速やかに都道府県知事に届出**をしなければならない。麻薬管理者は、都道府県知事の免許を受け、**麻薬を業務上管理する**。麻薬管理者の免許は、医師などが取得できる。麻薬を取り扱う資格をもつ者はこのほか、麻薬営業者、麻薬施用者、麻薬研究者である。

答え．1

4. 麻薬を廃棄する場合、麻薬の品名・数量・廃棄方法について、**事前に都道府県知事に届け出て、職員の立ち会い**の下で行わなければならない。

表4-5 ● 麻薬取扱者の免許

		定　義	免許を与える者	要　件 (積極的要件)
麻薬営業者[※1]		麻薬輸入業者、麻薬輸出業者、麻薬製造業者、麻薬製剤業者、家庭麻薬製造業者、麻薬元卸売業者	厚生労働大臣	それぞれの業を営むために許可を受けた者
		麻薬卸売業者、麻薬小売業者	都道府県知事	
麻薬施用者		疾病を治療する目的で、業務上、麻薬の施用・施用のための交付・麻薬を記載した処方せんの交付をする者	都道府県知事	医師、歯科医師、獣医師
麻薬管理者		麻薬診療施設[※2]で施用・施用のために交付される麻薬を業務上管理する者	都道府県知事	医師、歯科医師、獣医師、薬剤師
麻薬研究者		学術研究のため、麻薬原料植物の栽培、麻薬の製造、麻薬・あへん・けしがらの使用をする者	都道府県知事	学術研究上必要な者

麻薬取扱者の免許の有効期間：免許の日からその日が属する年の翌々年の12月31日まで。
麻薬取扱者の免許は、麻薬業務所ごとに与えられる。
※1 麻薬営業者：麻薬施用者、麻薬管理者、麻薬研究者以外の麻薬取扱者をいう。
※2 麻薬診療施設：麻薬施用者が診療に従事する病院等をいう。

十万佐知子ほか. "麻薬及び向精神薬取締法". 看護をめぐる法と制度. 第5版, メディカ出版, 2024, p.188. (ナーシング・グラフィカ, 健康支援と社会保障④). 一部改変.

プラスα 麻薬中毒者に対する入院措置、向精神薬取扱者の種類・定義・免許取得要件、麻薬・向精神薬の保管・記録、覚醒剤取締法の覚醒剤・覚醒剤原料の管理方法・医薬品である覚醒剤原料の取り扱い、あへん法、大麻取締法

直前チェック！ 4

下の重要語句について、知識が身に付いているか、確認してみよう！

☑ 医薬品医療機器等法① (p.31)

医薬品医療機器等法の目的　医薬品等（医薬品、医薬部外品、化粧品、医療機器、再生医療等製品）の定義　医療機器の種類と定義（高度管理、管理、一般、特定保守管理）

☑ 医薬品医療機器等法② (p.33)

毒薬・劇薬の管理・表示方法

☑ 麻薬及び向精神薬取締法 (p.34)

麻薬・向精神薬の取り扱い・管理方法　麻薬取扱者の種類・定義・免許取得要件

5 社会保険制度

社会保障制度①

問 23 制度化された互いの助け合いを意味するのはどれか。 ☆☆

1. 自　助
2. 互　助
3. 共　助
4. 公　助

 社会保障での基本的な考え方に，自助・互助・共助・公助がある。

表5-1 ● 社会保障における考え方

自　助	自らの労働や年金収入などにより、自分自身の生活を支え、自分の健康は**自分自身**で維持すること
互　助	**制度化されていない（インフォーマルな）**互いの支え合い（相互扶助）。例：ボランティア活動、近隣の助け合いなど
共　助	制度化された（フォーマルな）互いの支え合い（相互扶助）。財源は、主に**保険料**である 例：社会保険 ※共助の概念に互助を含めることがある。この場合の共助は、制度化の有無にかかわらず、互いの支え合いを意味する。
公　助	自助・互助・共助では対応が難しい状況に対し、**国や地方自治体**が、一定の条件の下で必要な生活保障を行うこと。財源は**税金**である 例：生活保護、公費負担医療

個人と国・地方公共団体等、誰が行うかに注目

答え．3

問 24 社会保障の分類として**誤っている**のはどれか。 ☆☆

1. 社会保険
2. 公的扶助
3. 社会福祉
4. 基本的人権

解説 社会保障は、恩給や戦争犠牲者援護を含む場合（広義の社会保障）と、これらを含まない場合（狭義の社会保障）がある。

狭義の社会保障は、次の四つに分類されることが多い。

①社会保険

②公的扶助

③社会福祉

④公衆衛生・（保健）医療

> 社会保障、広義と狭義の区別をつけておこう

上記の「社会福祉」の一つに、公費負担医療制度（公費医療制度）がある。これには、①医療費の全部または一部を公費（国や地方自治体の費用）として負担するもの（例：原爆被害者援護法による認定疾病医療など）と、②医療費について医療保険を適用した自己負担分の全部または一部を公費として負担するもの（例：精神保健福祉法による措置入院など）がある。公費負担医療制度における公費の負担において、②では、まず医療保険を適用した上で公費によって負担することから、保険優先と言われる。一方、①では、医療保険を適用せずに公費によって負担することから、公費優先と言われる。

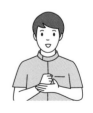

答え. **4**

問 25　社会保険でないのはどれか。 ☆☆

1. 医療保険
2. 介護保険
3. 雇用保険
4. 地震保険
5. 労働者災害補償保険

 社会保険には以下の種類がある。

表5-2 ● 社会保険の種類

種　類	概　要
医療保険	労働者の業務上、通勤、複数業務要因災害以外の原因による疾病・負傷・死亡・出産に基づく保障
年金保険	自己の老齢・障害・死亡に基づく保障
介護保険	自己の要介護状態・要支援状態に基づく保障
労働者災害補償保険（労災保険）	労働者の業務上、通勤、複数業務要因災害による負傷・疾病・障害・死亡に基づく保障
雇用保険	労働者の失業、労働者の雇用の継続困難などに基づく保障

▮ 地震保険

　民間の保険会社が販売する保険の一つである。このような保険には、**地震保険**のほかに、**自動車保険、火災保険、傷害保険、生命保険**などがある。

答え．　4

医療保険制度①

問 26 医療保険制度の記述として正しいのはどれか。 ☆☆

1. 健康保険の保険者は国である。
2. 健康保険は被用者保険である。
3. 一般的な65歳の被保険者の一部負担金（自己負担）は2割である。
4. 国民健康保険の保険料は一律である。

解説 医療保険は、大きく被用者保険（健康保険、船員保険、共済）と地域保険（国民健康保険）に分けられる。これらに加えて後期高齢者医療制度が設けられている。医療費の自己負担は、被保険者・被扶養者の区分に応じて定められている。

表5-3 ● 医療保険制度の保険者

医療保険の分類		制度名	保険者
被用者保険	健康保険	全国健康保険協会管掌健康保険（通称：協会けんぽ）	全国健康保険協会
		健康保険組合管掌健康保険	健康保険組合
		日雇特例被保険者の保険	全国健康保険協会
	船員保険		全国健康保険協会
	共済	国家公務員共済	共済組合
		地方公務員共済	共済組合
		私立学校教職員共済	日本私立学校振興・共済事業団
地域保険	国民健康保険	国民健康保険組合管掌国民健康保険	国民健康保険組合
		市町村国民健康保険	市町村（東京都23区含む）および都道府県※
	後期高齢者医療制度		後期高齢者医療広域連合

※従来までは市町村（東京都23区含む）であったが、2018（平成30）年4月から都道府県とともに行うこととなった。都道府県の役割は財政運営である。

表5-4 ● 医療保険制度における被保険者・被扶養者の医療費の自己負担

医療保険制度	被保険者・被扶養者の区分	自己負担
被用者保険・地域保険	義務教育就学前	2割
	義務教育就学後から70歳未満	3割
	70歳以上75歳未満	2割 ※現役並み所得者：3割。
後期高齢者医療制度	－	1割 ※一定以上所得者：2割。 ※現役並み所得者：3割。

答え. 2

▶ 保険料

●健康保険の場合

給料・賞与などの報酬を基に保険料率を乗じて**算定する。**

$$\boxed{標準報酬月額} \times \boxed{保険料率} = \boxed{保険料}$$

※標準報酬月額は、第1級から第50級までの50等級ある。

$$\boxed{標準賞与額} \times \boxed{保険料率} = \boxed{保険料}$$

●国民健康保険の場合

自営業者や無職者などが加入しており、給与などの報酬を基に算定できないため、定額部分（応益割）と、被保険者の負担能力に応じた部分（応能割）で算定する。負担能力に応じた部分があるため、保険料は一律ではない。

$$\boxed{応益割（定額）} + \boxed{応能割（負担能力に対応）} = \boxed{保険料}$$

●後期高齢者医療制度の場合

一定の所得がある者や年金生活者など、所得に幅があるため、国民健康保険と同様な考え方（定額部分と負担能力に応じた部分）で算定する。

$$\boxed{被保険者均等割額（定額）} + \boxed{所得割額（負担能力に対応）} = \boxed{保険料}$$

▶ 医療費の算定

医療費の算定は、健康保険において詳細に定め、その算定方法をほかの医療保険でも用いている。

「療養の給付」の医療費は、健康保険法に基づき、「診療報酬の算定方法」（厚生労働省告示）が定められており、その中の別表（医科診療報酬点数表、歯科診療報酬点数表、調剤診療点数表）において、個々の医療（処置、検査、入院など）に対する診療報酬が点数（1点につき10円で換算する）によって定められている。薬剤の額については、「使用薬剤の薬価」（薬価基準：厚生労働省告示）において、点数によって定められている。また、訪問看護ステーションの訪問看護に対する医療費の算定は、健康保険法に基づき、「訪問看護療養費に係る指定訪問看護の費用の額の算定方法」（厚生労働省告示）において、円を単位として定められている。

医療保険制度②

問 27 医療保険における保険給付で**ない**のはどれか。 ☆☆

1. 療養の給付
2. 休業補償給付
3. 出産育児一時金
4. 訪問看護療養費

 健康保険と国民健康保険の給付には以下のようなものがある。

表5-5 ● 健康保険と国民健康保険の保険給付

健康保険	国民健康保険
療養の給付 入院時食事療養費 入院時生活療養費 保険外併用療養費 療養費 訪問看護療養費 移送費 傷病手当金 埋葬料 出産育児一時金※1	療養の給付 入院時食事療養費 入院時生活療養費 保険外併用療養費 療養費 訪問看護療養費 移送費 傷病手当金 葬祭費 出産育児一時金※2
家族療養費 家族訪問看護療養費 家族移送費 家族埋葬料 家族出産育児一時金※3 ※健康保険では、被保険者とその被扶養者（家族）を区別して保険給付を定めている。 ※家族療養費は、療養の給付、入院時食事療養費、入院時生活療養費、保険外併用療養費、療養費と同じ内容を、被扶養者（家族）に定めたものである。	※国民健康保険では、世帯全員を被保険者（世帯主とその家族を区別しない）とし、その被保険者の保険給付として、上記の欄の給付が定められている。
出産手当金	※国民健康保険には出産手当金はない。
※健康保険には特別療養費はない。	特別療養費
高額療養費 高額介護合算療養費	高額療養費 高額介護合算療養費

※1・2・3：出産に係る経済的負担をさらに軽減するために、令和5年4月1日以降の出産では、出産育児一時金が引き上げられた。例えば、産科医療補償制度対象の医療機関等で出産した場合、50万円に引き上げられた。

答え．2

表5-6 ● 療養の給付

診療
薬剤または治療材料
処置や手術などの治療
居宅における療養上の管理およびその療養に伴う世話その他の看護 ※保険医療機関である病院・診療所からの訪問看護が該当する。 ※訪問看護ステーションからの訪問看護は、訪問看護療養費・家族訪問看護療養費が該当する。
病院または診療所への入院およびその療養に伴う世話その他の看護

▌▶ 休業補償給付

労働者災害補償保険法に定められた保険給付である（p.63参照）。

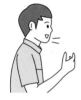

プラスα　出産手当金、特別療養費

問 28 後期高齢者医療制度の記述として正しいのはどれか。 ☆☆

1. 被保険者は75歳以上である。
2. 保険料を納付する必要はない。
3. 財源の8割は税金である。
4. 保険者は後期高齢者医療広域連合である。

解説 後期高齢者医療制度の被保険者は、以下の二つに分けられる。

　①75歳以上の者

②65歳以上75歳未満で一定の障害（重度障害）の状態にあると保険者（後期高齢者医療広域連合）の認定を受けた者（ただし、希望者のみ）

▶ 後期高齢者医療制度の保険料

定額部分（被保険者均等割額）と負担能力に応じた部分（均等割額）で算定され、保険料の納付義務がある。

※後期高齢者医療制度の被保険者になる前日に医療保険の被扶養者であった場合は、後期高齢者医療制度の保険料は、被保険者均等割額のみとなる。

表5-7 ● 後期高齢者医療制度の財源

財　源	割　合
後期高齢者医療制度の保険料	約10%
後期高齢者支援金（現役世代の負担）	約40%
公費（国4：都道府県1：市町村1）	約50%

▶ 医療費の自己負担

高齢者（65歳以上の者）の医療費の自己負担は、年齢や所得によって異なる（p.40 表5-4参照）。

▶ 後期高齢者医療給付

国民健康保険の保険給付（p.42表5-5参照）のうち、出産育児一時金を除いたものと同様である。この給付は保険者である後期高齢者医療広域連合が行う。

答え.　**4**

介護保険制度①

問 29　介護保険法に関する記述で正しいのはどれか。　☆☆

1. 被保険者は65歳以上である。
2. 保険者は都道府県である。
3. 交通事故によって介護が必要な状態でも給付の対象となる。
4. 介護支援専門員の資格について規定している。

解説　介護保険の被保険者には、第1号被保険者と第2号被保険者がある。
　　第1号被保険者：65歳以上の者
　　第2号被保険者：40歳以上65歳未満の医療保険加入者
※生活保護受給者は、原則として医療保険に加入できないため、介護保険の第2号被保険者にもなれない。

▶ 介護保険の保険者

市町村と特別区（東京都の23区をいう）である。

▶ 給付の対象

介護保険は、加齢に伴って生ずる心身の変化に起因する疾病等により要介護状態または要支援状態となった者に対して、保健医療サービスおよび福祉サービスに係る給付を行う。そこで、第2号被保険者においては、特定疾病によって要介護状態・要支援状態になったことが条件とされている。

表5-8 ● 要介護者・要支援者

要介護者	要介護状態にある65歳以上の者
	要介護状態にある40歳以上65歳未満の者 かつ **特定疾病**によって要介護状態の者
要支援者	要支援状態にある65歳以上の者
	要支援状態にある40歳以上65歳未満の者 かつ **特定疾病**によって要支援状態の者

交通事故や先天性疾患などによって介護が必要な状態となっても、介護保険のサービスを受けることはできない。

▶ 介護支援専門員

介護保険法において、介護支援専門員の定義、資格取得の要件・手続き、登録、守秘義務などを定めている（業務については、2章のp.19 ～ 20「福祉職①」の解説参照）。

答え． **4**

☆☆

問30 介護保険制度において、要支援2の被保険者を対象とするサービスはどれか。

1. 訪問看護
2. 福祉用具貸与
3. 介護医療院サービス
4. 介護予防認知症対応型共同生活介護

解説 保険給付は、いわゆる介護度によって分類される**介護給付・予防給付**と、市町村が条例で定める**市町村特別給付**がある。

①介護給付：要介護1〜要介護5の被保険者が対象

②予防給付：要支援1・要支援2の被保険者が対象

③市町村特別給付：条例に定める要介護・要支援の被保険者が対象

　介護給付・予防給付は、介護保険制度に定めるサービスに要した費用のうち介護保険から支給されるものと、自己負担額の一定の額を超える部分の償還がある。

■ 介護給付の対象となるサービス

①**居宅サービス**、②**施設サービス**、③**地域密着型サービス**に分類される。

表5-9 ● 居宅サービス

訪問介護	居宅療養管理指導	短期入所療養介護
訪問入浴介護	通所介護	特定施設入居者生活介護
訪問看護	通所リハビリテーション	福祉用具貸与
訪問リハビリテーション	短期入所生活介護	特定福祉用具販売

表5-10 ● 施設サービス

介護福祉施設サービス ※原則として要介護3以上で利用可能。
介護保健施設サービス
介護医療院サービス ※平成30年4月から新設。

※介護療養施設サービスは令和6（2024）年3月末で廃止された。

答え. **4**

表5-11 ● 地域密着型サービス

サービス名	特定地域密着型サービス
定期巡回・随時対応型訪問介護看護	○
夜間対応型訪問介護	○
地域密着型通所介護	○
認知症対応型通所介護	○
小規模多機能型居宅介護	○
認知症対応型共同生活介護 ※いわゆるグループホーム。	
地域密着型特定施設入居者生活介護	
地域密着型介護老人福祉施設入所者生活介護 ※原則として要介護3以上で利用可能。	
複合型サービス ※現在、訪問看護と小規模多機能型居宅介護の組合せが定められている（看護小規模多機能型居宅介護）。	○

※訪問看護ステーションの人員配置についてはp.56表5-22・表5-23参照。

予防給付の対象となるサービス

①介護予防サービス、②地域密着型介護予防サービスに分類される。

表5-12 ● 介護予防サービス

介護予防訪問入浴介護	介護予防短期入所生活介護
介護予防訪問看護	介護予防短期入所療養介護
介護予防訪問リハビリテーション	介護予防特定施設入居者生活介護
介護予防居宅療養管理指導	介護予防福祉用具貸与
介護予防通所リハビリテーション	特定介護予防福祉用具販売

表5-13 ● 地域密着型介護予防サービス

サービス名	特定地域密着型介護予防サービス
介護予防認知症対応型通所介護	○
介護予防小規模多機能型居宅介護	○
介護予防認知症対応型共同生活介護 ※要支援2で利用可能。	

介護給付と予防給付の区別に注意

プラスα 各サービスの内容、サービスごとの指定・監督権限、各施設や各事業の人員・運営などの基準

問 31 介護保険法に定める要介護認定および要支援認定の記述として正しいのはどれか。

★☆

1. 介護認定審査会が認定を行う。
2. 原則として申請から30日以内に行われなければならない。
3. 申請手続きは本人が行わなければならない。
4. 認定の効力には期限がない。

解説 介護認定審査会は、各種の認定における審査判定業務を行うが、その**認定は市町村が行う**。

表5-14 ● 介護認定審査会の審査判定業務

要介護関連	・要介護認定における審査判定・意見業務 ・要介護更新認定における審査判定・意見業務 ・（被保険者の申請による）**要介護状態区分**の変更の認定における審査判定・意見業務 ・（市町村の職権による）**要介護状態区分**の変更の認定における審査判定・意見業務
要支援関連	・要支援認定における審査判定・意見業務 ・要支援更新認定における審査判定・意見業務 ・（被保険者の申請による）**要支援状態区分**の変更の認定における審査判定・意見業務 ・（市町村の職権による）**要支援状態区分**の変更の認定における審査判定・意見業務
サービスの種類の指定変更関連	・上記認定に伴うサービス（居宅サービス等）の種類の指定の変更申請における意見業務 ※各種の認定では、市町村はサービス（居宅サービス等）の種類の指定をすることができる。この指定の変更を希望する場合には変更申請ができ、その申請があった場合に、介護認定審査会は意見を述べる業務が定められている。

▶ 認定までの期間

　市町村は、認定の申請日から**30日以内**に、その申請の結論（認定・非該当）を決めなければならない。ただし、特別な理由がある場合には、申請日から30日以内に、処理見込期間と理由を通知することで、延長することができる。

答え．2

▐▶ 申請手続きの委任

　認定の申請手続きは、指定居宅介護支援事業者・地域密着型介護老人福祉施設・介護保険施設・地域包括支援センターに行わせることができる。

▐▶ 認定の効力

　認定時に示された有効期間内に限る。有効期間の満了後においても要介護状態・要支援状態に該当すると見込まれるときは、認定の更新（要介護更新認定・要支援更新認定）の申請ができる。

▐▶ 要介護状態区分・要支援状態区分

表5-15 ● 要介護・要支援状態区分と介護度

低 ◀━━━		介護度 ━━━━			━━▶ 高	
要支援状態区分		要介護状態区分				
要支援1	要支援2	要介護1	要介護2	要介護3	要介護4	要介護5

プラスα 　要介護状態区分（要介護1〜5）・要支援状態区分（要支援1・2）の変更の認定申請

問 32 介護保険制度に定める特定疾病**でない**のはどれか。 ★☆

1. 初期がん
2. 筋萎縮性側索硬化症
3. 脳血管疾患
4. 慢性閉塞性肺疾患

第2号被保険者の要介護認定・要支援認定における審査判定では、特定疾病によって要介護状態・要支援状態となったか否かが審査される。

表5-16 ● 特定疾病

がん（医師が一般に認められている医学的知見に基づき回復の見込みがない状態に至ったと判断したものに限る） ※末期がん。	脊柱管狭窄症
関節リウマチ	早老症
筋萎縮性側索硬化症	多系統萎縮症
後縦靱帯骨化症	糖尿病性神経障害、糖尿病性腎症および糖尿病性網膜症
骨折を伴う骨粗鬆症	脳血管疾患
初老期における認知症	閉塞性動脈硬化症
進行性核上性麻痺、大脳皮質基底核変性症およびパーキンソン病	慢性閉塞性肺疾患
脊髄小脳変性症	両側の膝関節または股関節に著しい変形を伴う変形性関節症

答え. 1

問 33 介護保険法に定める地域支援事業の記述で**誤っている**のはどれか。 ★☆

1. 要介護被保険者を現に介護する者の支援のため必要な事業を行う。
2. 地域支援事業は都道府県が実施する。
3. 被保険者の権利擁護のため必要な援助を行う。
4. 認知症またはその疑いのある被保険者に対する総合的な支援を行う。

解 説　地域支援事業は、市町村が実施する。市町村は地域支援事業の利用者に対して利用料を請求することができる。

表5-17 ● 地域支援事業と地域包括支援センターの事業：総合事業
（介護保険法第115条の45第1項）

	地域支援事業	地域包括支援センターの事業
介護予防・日常生活支援総合事業（総合事業）	第一号事業 ・第一号訪問事業 ・第一号通所事業 ・第一号生活支援事業 ・第一号介護予防支援事業（**介護予防ケアマネジメント**） ※居宅要支援被保険者等（指定介護予防支援・特例介護予防サービス計画費に係る介護予防支援を受けている者を除く）の介護予防を目的として、適切な事業（例：第一号訪問事業、第一号通所事業、第一号生活支援事業）が包括的かつ効率的に提供されるよう必要な援助を行う事業。 ※居宅要支援被保険者等とは、居宅要支援被保険者（第1号・第2号被保険者の両方）と第1号被保険者で要支援予備群。	第1号介護予防支援事業
	一般介護予防事業 ※第一号被保険者の要介護状態等となることの予防または要介護状態等の軽減・悪化の防止のため必要な事業。	一般介護予防事業のうち、 **介護予防把握事業** ※特定の被保険者（第1号被保険者に限る）に対し行われる事業の対象となる者の把握を行う事業。 **介護予防普及啓発事業** ※介護予防に関する普及啓発を行う事業。 **地域介護予防活動支援事業** ※介護予防に関する活動を行うボランティア等の人材育成、介護予防に資する地域活動を行う組織の育成・支援を行う事業。 **一般介護予防事業評価事業** ※介護予防に関する事業に係る評価を行う事業。 **地域リハビリテーション活動支援事業** ※地域における介護予防に関する活動の実施機能を強化するため、リハビリテーションに関する専門的知識・経験を有する者が介護予防に関する活動の支援を行う事業。

答え．**2**

表5-18 ● 地域支援事業と地域包括支援センターの事業：地域において自立した日常生活を営めるよう支援する事業（介護保険法第115条の45第2項）

	地域支援事業	地域包括支援センターの事業
被保険者が可能な限り地域において自立した日常生活を営むことができるよう支援するための事業	**総合相談支援業務** ※被保険者の保健医療の向上および福祉の増進を図るための総合的な支援を行う事業。	○
	権利擁護業務 ※被保険者の権利擁護のため必要な援助を行う事業（例：虐待の防止およびその早期発見のための事業）。	○
	包括的・継続的ケアマネジメント支援業務 ※取り組み（例：状況〈例：居宅サービス計画・施設サービス計画の検証、被保険者の心身の状況、介護給付等対象サービスの利用状況〉に関する定期的な協議など）を通じ、当該被保険者が地域において自立した日常生活を営むことができるよう、包括的かつ継続的な支援を行う事業。	○
	在宅医療・介護連携推進事業 ※医療に関する専門的知識を有する者が関係者の連携を推進するものとして厚生労働省令で定める事業。 ・在宅医療・介護に関する情報の収集、整理、活用を行う事業 ・医療・介護関係者により構成される会議の開催等を通じて、在宅医療・介護連携に関する課題の把握・その解決に資する必要な施策を検討する事業 ・在宅医療・在宅介護が円滑に提供される仕組みの構築に向けた具体的な方策を企画、立案、周知する事業 ・医療・介護関係者間の情報の共有を支援する事業 ・地域の医療・介護関係者からの相談に応じ、必要な援助（例：必要な情報の提供、必要な助言）を行う事業 ・医療・介護関係者に対して、在宅医療・介護連携に必要な知識の習得・知識の向上のために必要な研修を行う事業 ・在宅医療・介護連携に関する地域住民の理解を深めるための普及啓発を行う事業 ・ほかの市町村との広域的な連携に資する事業	○
	生活支援体制整備事業 ※被保険者の地域における自立した日常生活の支援、要介護状態等となることの予防、要介護状態等の軽減または悪化の防止を促進する事業（例：これらに係る体制の整備）。	○
	認知症総合支援事業 ※認知症である、またはその疑いのある被保険者に対する総合的な支援（例：認知症の早期における症状の悪化の防止のための支援）を行う事業。	○

表5-19 ● 地域支援事業と地域包括支援センターの事業：任意事業
（介護保険法第115条の45第3項）

	地域支援事業	地域包括支援センターの事業
厚生労働省令で定めるところにより行うことができる事業（任意事業）	**介護給付等費用適正化事業** ※介護給付等に要する費用の適正化のための事業。	－
	家族介護支援事業 ※<u>要介護被保険者</u>を現に介護する者の支援のため必要な事業。	－
	その他の事業 ※介護保険事業の運営の安定化および被保険者の地域における自立した日常生活の支援のため必要な事業。 ・成年後見制度利用支援事業 ・福祉用具・住宅改修支援事業 ・認知症対応型共同生活介護事業所の家賃等助成事業 ・認知症サポーター等養成事業 ・重度のALS患者の入院におけるコミュニケーション支援事業 ・地域自立生活支援事業	－
	－	**介護予防支援事業** ※指定介護予防支援事業者である地域包括支援センターに限る。

※表5-17、5-18、5-19中の太字は、地域支援事業実施要綱で用いられている表現。

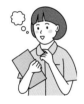

介護保険制度⑥

☆☆

問 34 介護保険制度における第2号被保険者の自己負担で正しいのはどれか。

1. 1割
2. 1割または2割
3. 1割または2割または3割
4. 自己負担なし

解説 介護保険制度に定めるサービスに要した費用については、全額を介護保険から支給されるものと、被保険者が一部を負担（自己負担）するものとがある。

表5-20 ● 自己負担

第1号被保険者	1割 ※一定額以上の所得がある場合：2割または3割。
第2号被保険者	1割

第2号被保険者は一律1割

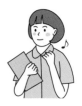

プラスα 医療保険の自己負担（p.40「医療保険制度①」の解説参照）

答え. 1

介護保険制度⑦

☆☆

問 35　地域包括支援センターの業務で**ない**のはどれか。

1. 被保険者の権利擁護のための援助
2. 認知症の被保険者に対する総合的な支援
3. 在宅医療・介護連携に関する普及啓発
4. 要介護被保険者の居宅サービス計画の作成

解説　地域包括支援センターの業務には、包括的支援事業とその他の事業がある。

▶ 包括的支援事業

(1) 第1号介護予防支援事業（居宅要支援被保険者に係るものを除く）

(2) 介護保険法115条の45第2項各号に掲げる事業

　①総合相談支援業務（1号）

　②権利擁護業務（2号）

　③包括的・継続的ケアマネジメント支援業務（3号）

　④在宅医療・介護連携推進事業（4号）

　⑤生活支援体制整備事業（5号）

　⑥認知症総合支援事業（6号）

▶ その他の事業

(3) 厚生労働省令で定める事業（介護保険法施行規則140条の64）

　①第1号介護予防支援事業（居宅要支援被保険者に係るものに限る）

　②介護保険法115条の45第1項2号に掲げる事業（**一般介護予防事業**）のうち、次に
　掲げるもの

　　・特定の被保険者（第1号被保険者に限る）に対し行われる事業の対象となる者
　　の把握を行う事業（**介護予防把握事業**）

　　・介護予防に関する普及啓発を行う事業（**介護予防普及啓発事業**）

　　・介護予防に関する活動を行うボランティア等の人材育成、介護予防に資する地
　　域活動を行う組織の育成・支援を行う事業（**地域介護予防活動支援事業**）

　　・介護予防に関する事業に係る評価を行う事業（**一般介護予防事業評価事業**）

答え. 4

・地域における介護予防に関する活動の実施機能を強化するため、リハビリテーションに関する専門的知識・経験を有する者が介護予防に関する活動の支援を行う事業（**地域リハビリテーション活動支援事業**）

③介護保険法115条の45第3項各号に掲げる事業

※p.51「介護保険制度⑤」の表参照。

表5-21 ● 居宅サービス計画と介護予防サービス計画の作成

居宅介護支援	介護予防支援
①居宅要介護者が指定居宅サービス等の適切な利用等をすることができるよう、当該居宅要介護者の依頼を受けて、居宅サービス計画を作成する	①居宅要支援者が指定介護予防サービス等の適切な利用等をすることができるよう、地域包括支援センターの職員のうち厚生労働省令で定める者が、当該居宅要支援者の依頼を受けて、介護予防サービス計画を作成する
②当該居宅サービス計画に基づく指定居宅サービス等の提供が確保されるよう、**指定居宅サービス事業者などとの**連絡調整などを行う	②当該介護予防サービス計画に基づく指定介護予防サービス等の提供が確保されるよう、**指定介護予防サービス事業者などとの**連絡調整などの便宜の提供を行う
③当該居宅要介護者が地域密着型介護老人福祉施設または介護保険施設への入所を要する場合にあっては、地域密着型介護老人福祉施設または介護保険施設への紹介などの便宜の提供を行う	—

▮ 訪問看護の事業所の人員配置等

表5-22 ● 介護保険[※1]での人員配置

指定訪問看護事業者	訪問看護ステーション		病院・診療所	
員数	看護職員[※2]	常勤換算2.5人以上（うち1名常勤）	看護職員[※2]	適当数
	理学療法士、作業療法士、言語聴覚士	実情に応じた適当数		
管理者	原則：常勤の保健師または看護師		規定なし	

※1指定居宅サービス等の事業の人員、設備および運営に関する基準。
※2この表における「看護職員」とは、保健師、看護師、准看護師をいう。

表5-23 ● 医療保険[※]での人員配置

指定訪問看護事業者	訪問看護ステーション	
員数	看護職員（保健師、**助産師**、看護師、准看護師）	常勤換算2.5人以上（うち1名常勤）
	理学療法士、作業療法士、言語聴覚士	実情に応じた適当数
管理者	原則：常勤の保健師、助産師または看護師	

※指定訪問看護の事業の人員および運営に関する基準。

> ☆☆
>
> **問 36**　Ａさん（21歳）は大学生。大手私鉄のアルバイト（週2日、1日3時間）をしており、年間の所得が48万円である。
>
> 　　　Ａさんは、公的年金保険の被保険者のどれに当たるか。
>
> 1. 国民年金保険の第1号被保険者
> 2. 厚生年金保険の第1号被保険者
> 3. 国民年金保険の第2号被保険者
> 4. 厚生年金保険の第2号被保険者

解　説　公的年金保険には、国民年金保険と厚生年金保険がある。

国民年金保険：原則として、**20歳以上60歳未満**の者が対象（被保険者）

厚生年金保険：被用者年金と呼ばれる。原則として、国・地方自治体・私立学校・民間企業に**雇用される70歳未満の労働者**が対象（被保険者）

表5-24 ● 公的年金保険の被保険者

国民年金保険	厚生年金保険
・第1号被保険者 　第2号被保険者および第3号被保険者以外の20歳以上60歳未満の者 　※自営業者、学生、無職などの者が該当する。	・**厚生年金保険の被保険者** 　①適用事業所に使用される70歳未満の者 　②厚生労働大臣の認可を受けた非適用事業所に使用される70歳未満の者 　※70歳未満とは、未成年も含まれる。適用事業所で働くようになると未成年でも厚生年金保険の被保険者に当てはまる。
・第2号被保険者 　厚生年金保険の被保険者	[適用除外] 　①臨時に使用される者（日々雇い入れられる人、2カ月以内の期間を定めて使用される人） 　②所在地が一定しない事業所に使用される者 　③季節的業務（4カ月以内）に使用される者 　④臨時的事業の事業所（6カ月以内）に使用される者
・第3号被保険者 　厚生年金保険の被保険者に扶養されている配偶者（20歳以上60歳未満）	⑤事業所に使用される者であって、通常の労働者と比較して、1週間の所定労働時間または1月間の所定労働日数が4分の3未満の者で、下記のいずれかに該当するもの 　ア．1週間の所定労働時間が20時間未満 　イ．月額報酬が88,000円未満 　ウ．高等学校、専修学校、短期大学、大学、大学院などの学生

答え. 1

表5-25 ● 厚生年金保険の被保険者の分類

- ・第1号厚生年金被保険者
  第2号・第3号・第4号厚生年金被保険者以外の厚生年金保険の被保険者
- ・第2号厚生年金被保険者
  国家公務員共済組合の組合員たる厚生年金保険の被保険者
- ・第3号厚生年金被保険者
  地方公務員共済組合の組合員たる厚生年金保険の被保険者
- ・第4号厚生年金被保険者
  私立学校教職員共済制度の加入者たる厚生年金保険の被保険者

図5-1 ● 公的年金保険の2階建て構造

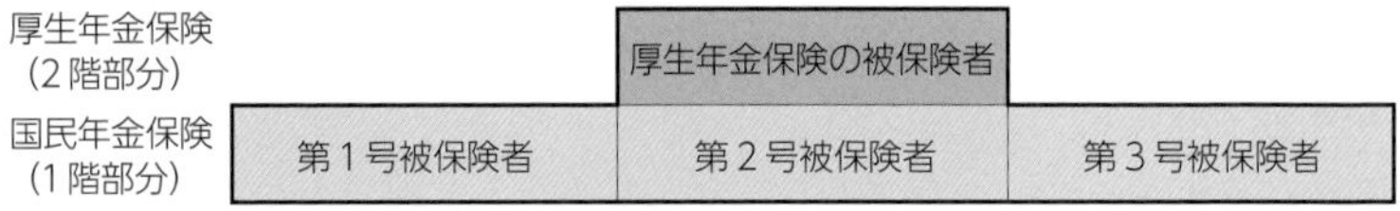

| 厚生年金保険
（2階部分） | | 厚生年金保険の被保険者 | |
| 国民年金保険
（1階部分） | 第1号被保険者 | 第2号被保険者 | 第3号被保険者 |

※厚生年金保険の被保険者は、国民年金の被保険者（第2号被保険者）にもなる。

　本問の場合、この大学生は、p.57表5-24中の厚生年金保険の被保険者の①に該当するが、適用除外の⑤アおよびウに該当することから、厚生年金保険の被保険者にならない（2階部分は該当しない）。一方、この学生は21歳なので、1階部分である国民年金保険の第1号被保険者に該当する。

被用者は基本、厚生年金保険だが、条件がある

▶ 老齢年金の支給の繰り上げ・繰り下げ

　老齢基礎年金および老齢厚生年金は、原則として支給の開始が65歳である。
　支給の開始を、1カ月単位で最大60歳まで繰り上げることができる。この場合、1カ月あたり0.4%が減額される（例：36カ月繰り上げた場合、14.4%の減額）。
　また、支給の開始を、66歳以降1カ月単位で最大75歳まで繰り下げることができる。この場合、1カ月あたり0.7%が増額される（例：67歳〈24カ月〉まで繰り下げた場合、16.8%の増額）。

問37 ☆☆
国民年金保険に関する記述で正しいのはどれか。

1. 給付の対象事由に退職がある。
2. 老齢基礎年金の支給要件は、保険料納付済期間と免除期間の合計が10年以上である。
3. 保険料は本人が死亡するまで納付する。
4. 大学生は加入する必要がない。

国民年金保険および厚生年金保険の**給付**の対象事由は、国民の老齢・障害・死亡である。

▶ 資格の喪失と保険料

国民年金保険の保険料は、被保険者としての資格を喪失すると、それ以降の保険料は発生しない。国民年金保険の被保険者としての資格喪失の条件には、本人の死亡や60歳になることなどがある（ただし、60歳の誕生日以降も引き続き厚生年金保険の被保険者である場合は、国民年金の被保険者となる）。

国民年金保険の第1号被保険者は、原則として60歳の誕生月の前月分まで納付すると、それ以降の保険料は発生しないので、生涯払い続けるものではない。

▶ 学生への取り扱い

大学生などの身分による加入の免除に関する規定はない。大学などの学生に対する保険料の納付の特例がある。

▶ 学生納付特例制度

高等学校、専修学校、短期大学、大学、大学院などの学生で、一定の所得以下である場合は、本人の申請に基づいて、国民年金保険の保険料の納付が免除される（保険料免除期間に算入）。ただし、免除された保険料であっても、免除された各月の保険料は、その月から10年以内であれば、厚生労働大臣の承認を受けて、保険料を納付することができる（追納）。この場合、保険料免除期間に算入された月数は、保険料納付済期間に算入される。

答え. 2

5

社会保険制度

表5-26 ● 公的年金保険の保険給付

国民年金保険	厚生年金保険
老齢基礎年金	老齢厚生年金
障害基礎年金	障害厚生年金・障害手当金
遺族基礎年金	遺族厚生年金
付加年金・寡婦年金・死亡一時金	―

表5-27 ● 支給要件における保険料納付済期間

国民年金保険		厚生年金保険	
老齢基礎年金	保険料納付済期間と保険料免除期間の合算期間：10年以上	老齢厚生年金	老齢基礎年金を受け取れる者で、厚生年金の加入期間がある場合
障害基礎年金	保険料納付済期間と保険料免除期間の合算期間：被保険者期間の3分の2以上	障害厚生年金	保険料納付済期間と保険料免除期間の合算期間：被保険者期間の3分の2以上
遺族基礎年金	・国民年金の被保険者が死亡したとき ・国民年金の被保険者であった60歳以上65歳未満の日本国内に住所がある者が死亡したとき 保険料納付済期間と保険料免除期間の合算期間：被保険者期間の3分の2以上	遺族厚生年金	・厚生年金保険の被保険者が死亡したとき ・厚生年金保険の被保険者であった者で、被保険者期間に初診日がある傷病により、初診日から5年以内に死亡したとき 保険料納付済期間と保険料免除期間の合算期間：被保険者期間の3分の2以上
	・老齢基礎年金の受給権者が死亡したとき ・老齢基礎年金の受給資格を満たした者が死亡したとき 保険料納付済期間と保険料免除期間の合算期間：25年以上		・障害等級1級・2級の障害厚生年金受給権者が死亡したとき 規定なし
			・老齢厚生年金の受給権者が死亡したとき ・厚生年金保険の被保険者または被保険者であった者が死亡したとき 保険料納付済期間と保険料免除期間の合算期間：25年以上

※保険料納付済期間：国民年金保険料の納付済期間＋厚生年金保険の被保険者期間＋厚生年金保険の被保険者の扶養配偶者である期間。

 国民年金保険の被保険者の資格取得、国民年金保険の被保険者の資格喪失

年金保険制度③

☆☆

問 38 厚生年金保険に関する記述で**誤っている**のはどれか。

1. 月々の保険料は標準報酬月額に保険料率を乗じて算定される。
2. 国家公務員は厚生年金保険の被保険者ではない。
3. 保険料は事業主と被保険者が50％ずつ負担する。
4. 厚生年金保険の被保険者は国民年金保険の被保険者となる。

解説

●厚生年金保険の場合

給料・賞与などの**報酬を基に**保険料率を乗じて**算定する。**

標準報酬月額 × 保険料率 = 保険料

※標準報酬月額は、第1級から第32級までの32等級ある（令和2年9月以降）。

標準賞与額 × 保険料率 = 保険料

※標準賞与額は、賞与額の1,000円未満を切り捨てた額（最高額150万円）。

●国民年金保険の場合

定額制（年度ごとに改定。令和6年4月～令和7年3月分：月額16,980円）

国民年金法に規定する額 × 保険料改定率 = 保険料

▶ 厚生年金保険の被保険者 （p.58表5-25参照）

国家公務員は、厚生年金保険の被保険者（**第2号厚生年金被保険者**）である。

▶ 厚生年金保険料の負担割合

厚生年金保険の保険料は、事業主と被保険者が50％ずつ負担する。

▶ 厚生年金被保険者と国民年金保険の保険料

厚生年金保険の被保険者は、国民年金保険の第2号被保険者であるが、国民年金保険の保険料を納付する必要はない。厚生年金保険から拠出金として納付される。

プラスα 厚生年金保険の被保険者の資格取得、厚生年金保険の被保険者の資格喪失

答え．2

労働保険制度①

問 39　労働者災害補償保険に関する記述で正しいのはどれか。 ★★

1. アルバイト労働者は被保険者でない。
2. 保険者は都道府県である。
3. 通勤による負傷は保険給付の対象である。
4. 保険料は事業主と労働者が負担する。

解説　労働者災害補償保険（以下、労災保険）の被保険者・保険者、給付内容や保険料については以下の通りである。

▶ 労災保険の被保険者・保険者

●被保険者：会社や個人事業主に雇われて働くすべての労働者（国の直営事業および官公署の事業に従事する労働者を除く）

　※雇用形態（パート・アルバイト・短期契約）を問わない。

　※特別加入制度：労働者でない者でも、一定の者（中小事業主等、一人親方等、特定作業従事者、海外派遣者）は任意で加入できる。

　　例：中小規模の事業主、柔道整復事業者、アニメーション制作作業従事者など

●保険者：国

▶ 労災保険の保険給付

①労働者の業務上の負傷・疾病・障害・死亡（業務災害）に関する保険給付

②複数事業労働者の二つ以上の事業の業務を要因とする負傷・疾病・障害・死亡（複数業務要因災害）に関する保険給付

　※令和2年9月から新設されている。

③労働者の通勤による負傷・疾病・障害・死亡（通勤災害）に関する保険給付

④二次健康診断等給付

　なお業務によって新型コロナウイルス感染症（COVID-19）に罹患した医療従事者は、労災保険の保険給付の対象となる。

答え. 3

▶ 保険給付

表5-28 ● 労災保険の保険給付の種類

業務災害	複数業務要因災害	通勤災害
療養補償給付	複数事業労働者療養給付	療養給付
休業補償給付	複数事業労働者休業給付	休業給付
障害補償給付	複数事業労働者障害給付	障害給付
遺族補償給付	複数事業労働者遺族給付	遺族給付
葬祭料	複数事業労働者葬祭給付	葬祭給付
傷病補償年金	複数事業労働者傷病年金	傷病年金
介護補償給付	複数事業労働者介護給付	介護給付

▶ 保険料

事業主が全額負担する。

$$\boxed{賃金総額} \times \boxed{労災保険率} = \boxed{保険料}$$

※賃金総額：事業主がその事業に使用するすべての労働者に支払う賃金の合計。

※54業種に区分し、各業種で労災保険率（最高8.8%～最低0.25%）が定められている（3年ごとに改定。最新改定：令和6年4月）。

▶ 一部負担金（自己負担）

業務災害・複数業務要因災害に関する保険給付では、労働者から一部負担金を徴収しない（全額保険から給付される）。

通勤災害では、療養給付を受ける労働者（休業給付を受けない者などを除く）から一部負担金200円（健康保険の日雇特例被保険者である労働者100円）を徴収する。

▶ 社会復帰促進等事業

労働者災害補償保険法は、保険給付のほかに、社会復帰促進等事業を定めている。

表5-29 ● 社会復帰促進等事業

社会復帰促進事業	被災労働者の円滑な社会復帰を促進するために必要な事業 例：労災病院の設置・運営
被災労働者等援護事業	被災労働者およびその遺族の援護を図るために必要な事業 例：被災労働者の療養生活の援護、資金の貸付
安全衛生確保等事業	労働者の安全および衛生の確保などの事業 例：業務災害の防止活動への援助、健康診断施設の設置・運営、賃金の支払の確保

プラスα 各保険給付の内容

労働保険制度②

問40 雇用保険に関する記述で正しいのはどれか。 ★☆

1. アルバイト労働者は被保険者である。
2. 保険者は都道府県である。
3. 育児休業中の所得保障が定められている。
4. 保険料は事業主が全額負担する。

 雇用保険には、p.65表5-30にあるように、求職者給付や育児休業給付などさまざまな給付がある。

▐ 雇用保険の被保険者・保険者

●被保険者：適用事業（労働者が雇用される事業）に雇用される労働者
　適用除外
　　①所定労働時間20時間未満／週の者
　　②同一の事業主の事業に継続して31日以上雇用される見込みがない者
　　③季節的（例：農業で収穫時期のみ）に雇用される者（4カ月以内の期間の雇用または所定労働時間20時間以上30時間未満／週の雇用）
　　④学校の学生または生徒（定時制課程の者、休学中の者などの学生・生徒を除く）
　　※学校：幼稚園、小学校、中学校、義務教育学校、高等学校、中等教育学校、特別支援学校、大学、高等専門学校、専修学校、各種学校。
　　⑤漁船（特定の漁船を除く）に乗船するために雇用される船員
　　⑥国・都道府県・市町村等の事業に雇用される者
●保険者：国

答え. 3

▐▶ 雇用保険の保険給付・事業

表5-30 ● 給付と事業

失業等給付	求職者給付 　基本手当、技能習得手当、寄宿手当、傷病手当
	就職促進給付 　就職促進手当、移転費、求職活動支援費
	教育訓練給付 　教育訓練給付金（一般教育訓練給付金、特定一般教育訓練給付金、専門実践教育 　訓練給付金）
	雇用継続給付 　高年齢雇用継続基本給付金、高年齢再就職給付金、介護休業給付金*
育児休業給付	育児休業給付金*、出生時育児休業給付金*
雇用安定事業	失業の予防、雇用状態の是正、雇用機会の増大、雇用の安定を図るための事業 　例：雇用調整助成金など
能力開発事業	職業生活の全期間を通じて、被保険者の能力を開発し・向上させることを促進する ための事業 　例：人材開発支援助成金、介護労働講習など

※育児・介護休業法（育児休業、介護休業等育児又は家族介護を行う労働者の福祉に関する法律）に定める①介護休業、②育児休業、③出生時育児休業について、所得保障として支給される。出生時育児休業（産後パパ育休）が令和4年10月から創設され、これに併せて、雇用保険法に出生時育児休業給付金が定められた。
※出生時育児休業：子の出生後8週間以内における4週間までの育児による休業

▐▶ 保険料

$$\boxed{賃金総額} \times \boxed{保険料率（雇用保険率）} = \boxed{保険料}$$

表5-31 ● 保険料率、保険料の負担

	保険料率（令和5年度）	保険料の負担
保険給付（失業等給付・育児休業給付）に係る保険料	農林水産・清酒製造・建設の事業1.4% 一般事業1.2%	事業主：50% 被保険者：50%
事業に係る保険料	建設の事業0.45% 農林水産・清酒製造・一般事業0.35%	事業主：全額

※一般事業：農林水産・清酒製造・建設の事業以外の事業。

 各保険給付の内容、雇用安定事業・能力開発事業の内容

直前チェック! 5

下の重要語句について、知識が身に付いているか、確認してみよう!

☑ **社会保障制度①**（p.37）
自助　互助　共助　公助

☑ **社会保障制度②**（p.38）
社会保障の分類

☑ **社会保険制度**（p.39）
社会保険の種類

☑ **医療保険制度①**（p.40）
医療保険制度の保険者　被用者保険　医療保険制度の自己負担　医療保険の保険料

☑ **医療保険制度②**（p.42）
医療保険の保険給付、療養の給付

☑ **医療保険制度③**（p.44）
後期高齢者医療制度の被保険者・財源・保険料

☑ **介護保険制度①**（p.45）
介護保険の被保険者・保険者・給付の対象　介護支援専門員

☑ **介護保険制度②**（p.46）
介護給付　予防給付　居宅サービス　施設サービス　地域密着型サービス　介護予防サービス　地域密着型介護予防サービス

☑ **介護保険制度③**（p.48）
介護認定審査会の業務　要介護認定・要支援認定の決定者　要介護認定・要支援認定の手続き

☑ **介護保険制度④**（p.50）
特定疾病

☑ **介護保険制度⑤**（p.51）
地域支援事業　地域包括支援センターの事業

☑ **介護保険制度⑥**（p.54）
介護保険の自己負担

☑ **介護保険制度⑦**（p.55）
地域包括支援センターの業務　介護予防サービス計画の作成

☑ **年金保険制度①**（p.57）

（公的）年金保険　国民年金保険の被保険者　厚生年金保険の被保険者

☑ **年金保険制度②**（p.59）

（公的）年金保険の給付の対象事由　年金の支給要件　国民年金保険の保険料の納付　学生納付特例制度　国民年金保険の被保険者

☑ **年金保険制度③**（p.61）

厚生年金保険の被保険者　厚生年金保険の保険料　保険料の負担

☑ **労働保険制度①**（p.62）

労災保険の保険者　労災保険の被保険者　労災保険の保険料　労災保険の一部負担金　労災保険の保険給付　業務災害　複数業務要因災害　通勤災害

☑ **労働保険制度②**（p.64）

雇用保険の保険者　雇用保険の被保険者　雇用保険の保険料　雇用保険の保険料の負担

6 公的扶助と社会福祉制度

生活保護法①

問 41 生活保護法に定める扶助**でない**のはどれか。 ★★

1. 医療扶助
2. 介護扶助
3. 出産扶助
4. 休職扶助

解説 生活保護法に定める扶助は八つである。

表6-1 ● 扶助と支給方法

扶助の種類	保護の方法（原則）	保護の方法（例外）
生活扶助	金銭給付	現物給付
教育扶助	金銭給付	現物給付
住宅扶助	金銭給付	現物給付
医療扶助	現物給付	金銭給付
介護扶助	現物給付	金銭給付
出産扶助	金銭給付	現物給付
生業扶助	金銭給付	現物給付
葬祭扶助	金銭給付	現物給付

医療扶助と介護扶助は、原則、現物給付

表6-2 ● 保護の原則

原　則	概　要
申請保護の原則	保護は原則として申請が必要 ※申請者：保護が必要な本人（要保護者）、要保護者の扶養義務者、同居の親族。
基準および程度の原則	要保護者の需要は、厚生労働大臣の定める基準で測定する 保護の程度は、要保護者の金銭や物品で満たすことができない不足分を補う
必要即応の原則	保護は、要保護者の年齢別、性別、健康状態など、個人または世帯の実際の必要に応じて行う ※例：健康である者には、医療扶助に関して医療の必要はないものとされる。疾病に罹患した時点で、医療扶助の必要が認められる。
世帯単位の原則	保護は、世帯を単位として保護の要否と保護の程度を定める ※例：4人家族の場合、1人ずつ住居の需要を測定するのではなく、世帯（4人家族）として住居の需要を測定する。

プラスα 八つの扶助の内容

答え．4

生活保護法②

問 42　生活保護法の記述について**誤っている**のはどれか。　★☆

1. 最低限度の生活の保障と自立の助長を目的とする。
2. 要件を満たす限り、保護を無差別平等に受けることができる。
3. 保障される最低限度の生活では、文化的な生活水準は考慮されない。
4. 生活保護法の保護よりも、扶養義務者の扶養および各種法律に定める扶助が優先される。

解　説　「この法律は、日本国憲法25条に規定する理念に基き、国が生活に困窮するすべての国民に対し、その困窮の程度に応じ、必要な保護を行い、その最低限度の生活を保障するとともに、その自立を助長することを目的とする」（生活保護法1条）。

表6-3 ● 生活保護法の原理

原　理	概　要
無差別平等	生活保護法に定める要件を満たせば、保護を無差別平等に受けることができる
最低生活の保障	保障される最低限度の生活は、健康で文化的な生活水準を維持することができるものでなければならない
保護の補足性	①利用し得る資産、能力、あらゆるものを、その最低限度の生活の維持のために活用する ②扶養義務者の扶養およびほかの法律に定める扶助が優先される ③急迫した事由がある場合は、①・②よりも必要な保護を行える

▶ 実施機関

　生活保護の実施は、福祉事務所である。都道府県と市は、福祉事務所を設置しなければならない。町村は、福祉事務所を設置することができる。よって、福祉事務所を設置しない町村での生活保護の実務は、都道府県の福祉事務所が行う。

プラスα　日本国憲法25条

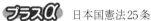
答え．3

問 43　生活保護法が規定する保護施設でないのはどれか。 ★★

1. 更生施設
2. 医療保護施設
3. 授産施設
4. 保育所

解 説　生活保護法に基づく保護施設は五つある。

表6-4 ● 生活保護法の保護施設

保護施設の種類	概　要
救護施設	身体上または精神上の著しい障害があるために日常生活を営むことが困難な要保護者を入所させて、生活扶助を行うことを目的とする施設
更生施設	身体上または精神上の理由により養護および生活指導を必要とする要保護者を入所させて、生活扶助を行うことを目的とする施設
医療保護施設	医療を必要とする要保護者に対して、医療の給付を行うことを目的とする施設
授産施設	身体上または精神上の理由や世帯の事情により就業能力の限られている要保護者に対して、就労または技能の修得のために必要な機会および便宜を与えて、その自立を助長することを目的とする施設
宿所提供施設	住居のない要保護者の世帯に対して、住宅扶助を行うことを目的とする施設

▶ 保育所

児童福祉法に定められた児童福祉施設の一つである。

プラスα　医療扶助のための医療を担当させる機関（病院・診療所・薬局）の指定（指定医療機関）、出産扶助のための助産を担当させる機関（助産師）の指定（指定助産機関）

答え. 4

問44　障害者総合支援法に定める自立支援給付でないのはどれか。 ☆☆

1. 介護給付費
2. 訓練等給付費
3. 補装具費
4. 地域生活支援事業費

解説　障害者総合支援法（障害者の日常生活及び社会生活を総合的に支援するための法律）には、自立支援給付のほかに、地域生活支援事業や障害福祉計画などが定められている。

表6-5 ● 自立支援給付

支給対象	対象のサービス	
介護給付費 特例介護給付費	居宅介護、重度訪問介護、同行援護、行動援護、療養介護（医療に係るものを除く）、生活介護、短期入所、重度障害者等包括支援、施設入所支援	障害福祉サービス
訓練等給付費 特例訓練等給付費	自立訓練（自立訓練〈機能訓練〉、自立訓練〈生活訓練〉）、就労選択支援（令和7年10月施行予定）、就労移行支援、就労継続支援（就労継続支援A型、就労継続支援B型）、就労定着支援、自立生活援助、共同生活援助	
療養介護医療費 基準該当療養介護医療費	療養介護医療 ※療養介護のうち医療に係るもの。	
特定障害者特別給付費 特例特定障害者特別給付費	特定入所等費用	
地域相談支援給付費 特例地域相談支援給付費	地域相談支援（地域移行支援、地域定着支援）	
計画相談支援給付費 特例計画相談支援給付費	計画相談支援（サービス利用支援、継続サービス利用支援）	
自立支援医療費	自立支援医療（育成医療、更生医療、精神通院医療）	
補装具費	補装具の購入等　※補装具の購入・借受け・修理をいう。	
高額障害福祉サービス等給付費	障害福祉サービス・介護保険の居宅サービス等・補装具の購入等に要した費用における自己負担額で高額な部分 ※介護保険の居宅サービス等：居宅サービス・地域密着型サービス・施設サービス・介護予防サービス・地域密着型介護予防サービス。	

プラスα　各サービスの内容、相談支援、就労継続支援A型、就労継続支援B型

答え．4

☆☆

問45 障害者総合支援法の記述として正しいのはどれか。

1. 給付の対象は20歳以上の障害者である。
2. 障害福祉サービスに要した費用について、利用者の負担はない。
3. 市町村審査会は介護給付費等の支給決定を行う。
4. 基幹相談支援センターは、地域における相談支援の中核的な役割を担う。

解説 障害者総合支援法における給付の対象は、障害者等（障害者または障害児）である。

表6-6 ● 障害者総合支援法での障害者等の定義

障害者等	障害者		18歳以上の身体上の障害がある者（身体障害者） ※身体障害者福祉法では、18歳未満の身体上の障害がある者を身体障害者の概念に含めていない。 18歳以上の知的障害者福祉法にいう知的障害者 18歳以上の精神保健福祉法上の精神障害者（発達障害者支援法の発達障害者を含む。知的障害者福祉法にいう知的障害者を除く） 18歳以上の特殊の疾病（治療方法が確立していない疾病など）であって一定の障害程度である者 ※主に、18歳以上の指定難病の者が該当。
	児童福祉法に規定する障害児	身体に障害のある児童 ※児童：18歳未満の者（以下、同じ）。	
		知的障害のある児童	
		精神に障害のある児童（発達障害者支援法の発達障害児を含む）	
		特殊の疾病（治療方法が確立していない疾病など）であって一定の障害程度である児童 ※主に、18歳未満の指定難病の者が該当。	

※障害者の「害」の使い方について、法令用語を用いている。以下、同。

利用者の負担

障害者総合支援法のサービス利用料の1割および食費・光熱水費などの実費が、利用者の自己負担である。

しかし、障害者総合支援法は、所得に応じて負担の上限月額や減免が定められている。

答え. **4**

▶ 介護給付費等の支給決定

　介護給付費等の支給を受けようとする**障害者**または**障害児の保護者**は、**市町村**の介護給付費等を支給する旨の**決定**（支給決定）を受けなければならない。そのためには、市町村に申請をしなければならない。なお、障害者手帳がなくても、障害者または障害児に該当すれば申請できる。

※介護給付費等：介護給付費、特例介護給付費、訓練等給付費または特例訓練等給付費

　申請を受けた市町村は、市町村審査会が行う障害支援区分に関する審査および判定の結果に基づき、**障害支援区分**の認定を行う。

　申請を受けた市町村は、**介護給付費等の支給の要否の決定（支給要否決定）**を行う。その際、①障害支援区分、②障害者等の介護を行う者の状況、③障害者等が置かれている環境、④障害者等または障害児の保護者の障害福祉サービスの利用に関する意向などを勘案する。市町村は、介護給付費等を支給する旨の決定（**支給決定**）を行う場合には、介護給付費等を支給する障害福祉サービスの量（支給量）を定めなければならない。また、市町村は、支給決定を行ったときは、支給量などを記載した**障害福祉サービス受給者証を交付**しなければならない。

▶ 基幹相談支援センター

　地域における相談支援の中核的な役割を担う機関である。

　設置：市町村…設置することが**できる**。

　　　　市町村の委託を受けた者…設置することが**できる**。

表6-7 ● 基幹相談支援センターの事業および業務

事　業	・障害者等、障害児の保護者または障害者等の介護を行う者からの相談
	・便宜の供与（例：必要な情報の提供・助言、障害福祉サービス事業者などとの連絡調整など）
	・障害者等の権利の擁護のために必要な援助（例：障害者等に対する虐待の防止・早期発見のための関係機関との連絡調整など）
	・成年後見制度の利用に要する費用の補助
業　務	・身体障害者の福祉に関し、必要な情報の提供
	・身体障害者の相談に応じ、生活の実情・環境等の調査、更生援護の必要の有無・種類の判断、本人に対して、直接または間接に、社会的更生の方途の指導、これらに付随する業務
	・知的障害者の福祉に関し、必要な情報の提供
	・知的障害者の福祉に関する相談に応じ、必要な調査・指導、これらに付随する業務
	・精神障害者が最も適切な障害福祉サービス事業の利用ができるよう、相談・必要な助言

> **プラスα**　基本理念、市町村の責務、都道府県の責務、国の責務、国民の責務、基本指針、市町村障害福祉計画、都道府県障害福祉計画

問 46　社会福祉法に定められている内容で**誤っている**のはどれか。

1. 福祉事務所の設置義務
2. 社会福祉事業
3. 社会福祉協議会の事業
4. 共同募金の事業
5. 社会福祉法人の設置義務

解説　社会福祉法には、社会福祉法人の設立・運営などに関する規定が置かれているが、設置義務の規定はない。

福祉事務所の設置

義務：都道府県、市
任意：町村

社会福祉事業

第1種社会福祉事業と第2種社会福祉事業がある。

第1種社会福祉事業は、原則として、国・都道府県・市町村・社会福祉法人が経営する。これら以外の者が第1種社会福祉事業を経営するときは、都道府県知事の許可を受けなければならない。

社会福祉協議会

地域福祉の推進を図ることを目的とする団体であり、都道府県社会福祉協議会・市町村社会福祉協議会・地区社会福祉協議会がある。

市町村社会福祉協議会は、①社会福祉を目的とする事業の企画・実施、②社会福祉に関する活動への住民の参加のための援助、③社会福祉を目的とする事業に関する調査・普及・宣伝・連絡・調整・助成、④社会福祉を目的とする事業の健全な発達を図るために必要な事業を行うことにより、地域福祉の推進を図ることを目的とする団体である。具体的には、**災害ボランティアセンター**の設置・運営、日常生活自立支援事

答え．**5**

業（**認知症高齢者等の日常的金銭管理の支援**など）、**権利擁護センター**の設置・運営（成年後見制度の利用に関する相談など）、法人後見（法人後見の受任による**身上監護**や**財産管理**）などを行っている。

　都道府県社会福祉協議会が、**生活福祉資金貸付制度**の実施主体となっている。新型コロナウイルス感染症（COVID-19）の影響により生活に困窮する者には、貸付対象世帯の範囲拡大や貸付要件を緩和して適用された。

▶ 共同募金

　年1回、厚生労働大臣が定める期間に都道府県単位で行われる寄附金の募集である。共同募金の事業は、第1種社会福祉事業である。

▶ その他

①地方社会福祉審議会の設置・任務
②社会福祉主事の設置
③社会福祉法人の設立・運営など
④社会福祉事業等従事者の確保および国民の社会福祉に関する活動への参加の促進を図るための措置に関する基本的な指針（基本指針）の制定
⑤福祉人材センター（都道府県福祉人材センター・中央福祉人材センター）の指定・業務
⑥福利厚生センターの指定・業務
⑦市町村地域福祉計画の策定、都道府県地域福祉支援計画の策定

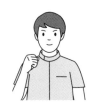

プラスα　第1種社会福祉事業の内容、第2種社会福祉事業の内容、社会福祉協議会の各種事業、市町村地域福祉計画の策定事項、都道府県地域福祉支援計画の策定事項

☆☆

問 47　児童虐待防止法に関する記述で正しいのはどれか。

1. 児童とは15歳未満の者である。
2. 看護師は児童虐待の早期発見の義務がある。
3. 看護師は守秘義務があるため児童虐待の通告はできない。
4. 一般市民であっても児童虐待を発見した者は通告しなければならない。

解　説　4. 一般市民でも通告しなければならない。

▶ 児童

児童虐待防止法（児童虐待の防止等に関する法律）による保護の対象としている児童は、18歳未満の者である。

▶ 虐待の禁止

何人も、児童に対し、虐待をしてはならない。

児童虐待防止法は、児童に対する虐待のうち、特に、表6-8のものを「児童虐待」として規制・保護を定めている。

▶ 児童虐待と行為

児童虐待とは、保護者がその監護する児童に対して行う下記の行為をいう。

表6-8 ● 児童虐待の行為

①児童の身体に外傷が**生じる暴行**または**生じるおそれのある暴行**を加えること
②児童に**わいせつな行為をすること**、または児童に**わいせつな行為をさせること**
③保護者としての**監護を著しく怠ること** 　例：児童の心身の正常な発達を妨げるような**著しい減食**や**長時間の放置** 　　　同居人による①、②、④の行為を保護者が放置すること（同居人による虐待行為を見て見ぬふりをする行為など）
④児童に**著しい心理的外傷を与える言動**を行うこと 　例：児童に対する**著しい暴言**または**著しく拒絶的な対応**（無視など） 　　　児童の家庭における**配偶者**※1**に対する暴力**※2（配偶者の**身体に対する不法な攻撃**であって生命または身体に危害を及ぼすもの、およびこれに準ずる**心身に有害な影響**を及ぼす**言動**） 　※1：配偶者…事実上の婚姻関係の者を含む。※2：児童の父から母への暴力または母から父への暴力をいう。

答え．**4**

※保護者：親権を行う者（例、一般的には父母、養子の場合は養父母、父母が離婚した場合は親権を有する父または母）など、児童を現に（実際に）監護するものをいう。

▶ 早期発見

下記①②の者は、児童虐待を発見しやすい立場にあることを自覚し、児童虐待の早期発見に努めなければならない（義務ではない。努力義務である）。

①児童の福祉に業務上関係のある団体
　　例：学校、児童福祉施設、病院、都道府県警察、婦人相談所、教育委員会、配偶者暴力相談支援センターなど
②児童の福祉に職務上関係のある者
　　例：学校の教職員、児童福祉施設の職員、医師、歯科医師、保健師、助産師、看護師、弁護士、警察官、婦人相談員など
※法文上は明記されていないが、准看護師も児童の福祉に職務上関係のある者に該当する。

▶ 通告義務

表6-9 ● 通告についての規定

通告者	児童虐待を受けたと思われる児童を発見した者 ※児童虐待を受けたと断定できなくてもよい。
時　期	速やかに
通告先	①市町村 　都道府県の設置する福祉事務所 　児童相談所 ②児童委員を介して：市町村、都道府県の設置する福祉事務所、児童相談所

▶ 守秘義務と通告との関係

看護師などの医療職は、正当な理由があった場合を除いて、業務上知り得た秘密を漏らしてはならない（守秘義務。p.10 〜 11問5、p.12問6参照）。しかし、この通告は正当な理由に該当し、守秘義務違反とならない。

▌ 通告を受けた場合の措置

表6-10 ● 措置

	措置内容
通告を受けた市町村・都道府県の設置する福祉事務所	児童の安全の確認を行うための措置 　例：児童との面会
	児童相談所への送致 （児童の施設への入所などの措置が必要と認める者や、医学的・心理学的・教育学的・社会学的・精神保健上の判定が必要と認める者の場合）
	都道府県知事または児童相談所長への通知 （都道府県による保護者に対する出頭要求等・立入調査等、児童の一時保護の実施が適当と認められる場合）

▌ 都道府県知事の役割

　　出頭要求等：保護者に対し、児童同伴の出頭の要請、児童委員などによる調査・質問の実施。

　　立入調査等：児童委員などによる児童の住所・居所への立入り、調査・質問の実施。

　再出頭要求等：上記出頭要求等を正当な理由なく拒否・妨害した場合、再度、出頭要求等ができる。

　　臨検・捜索：上記出頭要求等・立入調査等を正当な理由なく拒否・妨害した場合、児童の安全確認や安全確保のために、**裁判所の許可状により**、児童福祉担当職員に児童の住所・居所の臨検、児童の捜索をさせることができる。

　　　　　　　※臨検とは、行政機関の職員が事実などの確認のために、現場に赴いて検査すること。

▌ 面会・通信の制限

　施設入所等の措置・一時保護が行われた場合、その施設の長・児童相談所長は、保護者に対して、児童との面会・通信を制限することができる。

虐待対策②

問 48　障害者虐待防止法に関する記述として正しいのはどれか。 ☆☆

1. 障害者とは身体障害者と精神障害者をいう。
2. 障害者虐待とは、養護者による障害者虐待のみをいう。
3. 障害者にわいせつな行為をさせることは障害者虐待である。
4. 障害者虐待の通報義務の規定はない。

解 説　3. 障害者にわいせつな行為をすることも、させることも、障害者虐待となる。

▌障害者

　障害者虐待防止法（障害者虐待の防止、障害者の養護者に対する支援等に関する法律）上の障害者は、障害者基本法2条1号に規定する障害者とされている。障害者総合支援法上の障害者（p.72表6-6参照）と異なることに注意しよう。

表6-11 ● 障害者の定義（障害者基本法、障害者虐待防止法）

障害者：以下の①と②を満たす者
①心身の機能の障害がある者 ※身体障害、知的障害、精神障害（発達障害を含む）など。
②障害※1および社会的障壁※2により継続的に日常生活または社会生活に相当な制限を受ける状態にあること ※1：障害…心身の機能の障害。 ※2：社会的障壁…障害がある者にとって日常生活または社会生活を営む上で障壁となるような社会における事物、制度、慣行、観念その他一切のもの。

▌虐待の禁止

　何人も、障害者に対し、虐待をしてはならない。
　障害者虐待防止法は、障害者に対する虐待のうち、特に、次ページのものを「障害者虐待」として規制・保護を定めている。

答え．3

▌ 障害者虐待

障害者虐待とは、次の三つをいう。

表6-12 ● 障害者虐待の類型

類　型	虐待者
養護者による障害者虐待	養護者：障害者を現に養護する者（障害者福祉施設従事者等および使用者を除く）
障害者福祉施設従事者等による障害者虐待	障害者福祉施設従事者等：**障害者福祉施設**[※1]または**障害福祉サービス事業等**[※2]の業務に従事する者 ※1：障害者福祉施設： ・障害者支援施設（障害者総合支援法5条11項） ・のぞみの園（独立行政法人国立重度知的障害者総合施設のぞみの園法の施設） ※2：障害福祉サービス事業等： ・障害福祉サービス事業（障害者総合支援法5条1項） ・一般相談支援事業・特定相談支援事業（同18項） ・移動支援事業（同26項） ・地域活動支援センターの経営事業（同27項） ・福祉ホームの経営事業（同28項）　など
使用者による障害者虐待	使用者： ・障害者を雇用する事業主（派遣労働者による役務の提供を受ける事業主〈国・地方公共団体を除く〉などを含む） ・障害者を雇用する事業の経営担当者 ・障害者を雇用する事業の労働者に関する事項について事業主のために行為をする者（例：営業所の所長、支店の支店長など）

▌ 障害者虐待となる行為

表6-13 ● 障害者虐待と行為の内容

類　型	行　為
養護者による障害者虐待	●養護者による行為 ①障害者の身体に外傷が**生じる暴行**または**生じるおそれのある暴行**を加えること ②正当な理由なく障害者の身体を拘束すること ③障害者にわいせつな行為を**すること**、または障害者にわいせつな行為を**させること** ④障害者に著しい**心理的外傷を与える言動**を行うこと 　例：障害者に対する**著しい暴言**または**著しく拒絶的な対応**（無視など） ⑤養護者としての養護を著しく怠ること 　例：障害者を衰弱させるような**著しい減食**や**長時間の放置** 　　　同居人による上記①から④の行為を養護者が**放置**すること ●養護者または障害者の親族による行為 ①障害者の財産を不当に処分すること ②障害者から不当に財産上の利益を得ること

障害者福祉施設従事者等による障害者虐待	●障害者福祉施設従業者等による行為 ①障害者の身体に外傷が**生じる暴行**または**生じるおそれのある暴行**を加えること ②正当な理由なく障害者の**身体を拘束**すること ③障害者に**わいせつな行為をすること**、または障害者にわいせつな行為をさせること ④障害者に著しい**心理的外傷を与える言動**を行うこと 　　例：障害者に対する**著しい暴言、著しく拒絶的な対応、不当な差別的言動** ⑤障害者を養護すべき**職務上の義務を著しく怠ること** 　　例：障害者を衰弱させるような**著しい減食や長時間の放置** 　　　　障害者福祉施設の入所・利用する**ほかの障害者**や障害福祉サービスを利用 　　する**ほかの障害者**による上記①から④の行為を障害者福祉施設従業者等が 　　**放置**すること ⑥障害者の**財産を不当に処分**すること、障害者から**不当に財産上の利益**を得ること
使用者による障害者虐待	●使用者による行為 ①障害者の身体に外傷が**生じる暴行**または**生じるおそれのある暴行**を加えること ②正当な理由なく障害者の**身体を拘束**すること ③障害者に**わいせつな行為をすること**、または障害者にわいせつな行為をさせること ④障害者に著しい**心理的外傷を与える言動**を行うこと 　　例：障害者に対する**著しい暴言、著しく拒絶的な対応、不当な差別的言動** ⑤障害者を衰弱させるような**著しい減食や長時間の放置**（準ずる行為を含む） ⑥事業所の従業員による**上記①から④の行為を放置**すること（準ずる行為を含む） ⑦障害者の**財産を不当に処分**すること、障害者から**不当に財産上の利益**を得ること

▶ 早期発見

　下記①②の者は、障害者虐待を発見しやすい立場にあることを自覚し、障害者虐待の早期発見に**努めなければならない**（義務ではない。努力義務である）。

　①障害者の福祉に業務上関係のある団体

　　例：障害者福祉施設、学校、医療機関、保健所など

　②障害者の福祉に職務上関係のある者・使用者

　　例：学校の教職員、医師、歯科医師、保健師、弁護士など

　　※法文上は明記されていないが、看護師や准看護師も障害者の福祉に職務上関係

　　のある者に該当する。

▌通報義務

表6-14 ● 障害者虐待における通報義務

	養護者による障害者虐待	障害者福祉施設従業者等による障害者虐待	使用者による障害者虐待
通報者	障害者虐待（18歳未満の障害者を除く）を受けたと思われる障害者を発見した者	障害者虐待を受けたと思われる障害者を発見した者	
	※障害者虐待を受けたと断定できなくてもよい。		
時　期	速やかに		
通報・届出先*	市町村		市町村 都道府県
通報・届出に対する措置	・障害者の安全の確認・事実の確認のための措置 ・市町村障害者虐待対応協力者との対応の協議 ・一時保護（養護者による障害者虐待により生命または身体に重大な危険が生じているおそれがあると認められる場合） ・審判の請求 ・一時保護のための居室の確保	・障害者福祉施設・障害福祉サービス事業所の所在地の都道府県への報告 ・市町村・報告を受けた都道府県は、社会福祉法や障害者総合支援法などの規定による権限の適切な行使	・市町村は、使用者による障害者虐待に係る事業所の所在地の都道府県への通知 ・都道府県は、使用者による障害者虐待に係る事業所の所在地を管轄する都道府県労働局への報告 ・都道府県労働局長・労働基準監督署長・公共職業安定所長は、当該障害者の保護・自立の支援を図るため、労働関係法令による権限の適切な行使
その他	・立入調査等：市町村職員による障害者の住所・居所への立入り、調査・質問の実施 ・一時保護が行われた場合、市町村長やその施設の長は、養護者に対して、その障害者との面会を制限することができる ・養護者の負担軽減のための措置（相談・指導・助言、障害者が短期間養護を受けるための居室の確保など）	・都道府県知事による公表：障害者福祉施設従業者等による障害者虐待の状況・措置など	・厚生労働大臣による公表：使用者による障害者虐待の状況・措置など

※虐待を受けた障害者は、その旨を市町村（使用者による障害者虐待の場合は、市町村または都道府県）に届け出ることができる。

守秘義務と通報との関係

　看護師などの医療職は、正当な理由があった場合を除いて、業務上知り得た秘密を漏らしてはならない（守秘義務）。しかし、この通報は正当な理由に該当し、守秘義務違反とならない。

その他の障害者に対する虐待の防止

表6-15 ● その他の虐待防止

	就学する障害者に対する虐待の防止	保育所等に通う障害者に対する虐待の防止	医療機関を利用する障害者に対する虐待の防止
実施の義務者	学校の長	保育所等の長	医療機関の管理者
障害者に対する虐待を防止するため必要な措置	①関係者（教職員、児童、生徒、学生など）に対する障害および障害者に関する理解を深めるための研修の実施・普及啓発 ②就学する障害者に対する虐待に関する相談に係る体制の整備 ③就学する障害者に対する虐待に対処するための措置	①関係者（保育所等の職員など）に対する障害および障害者に関する理解を深めるための研修の実施・普及啓発 ②保育所等に通う障害者に対する虐待に関する相談に係る体制の整備 ③保育所等に通う障害者に対する虐待に対処するための措置	①関係者（医療機関の職員など）に対する障害および障害者に関する理解を深めるための研修の実施・普及啓発 ②医療機関を利用する障害者に対する虐待に関する相談に係る体制の整備 ③医療機関を利用する障害者に対する虐待に対処するための措置

市町村障害者虐待防止センター

●市町村障害者虐待防止センターとしての機能
　・市町村の障害者の福祉に関する事務を所掌する部局
　・市町村が設置する施設
●市町村障害者虐待防止センターの業務
　・障害虐待を受けたと思われる障害者を発見した者からの**通報の受理**
　・障害者虐待を受けた旨の障害者からの**届出の受理**
　・**養護者**による障害者虐待の防止および**養護者**による障害者虐待を受けた障害者の**保護**のため、障害者および養護者に対する**相談・指導・助言**
　・啓発活動（例：障害者虐待の防止および養護者に対する支援に関する広報など）
　※市町村障害者虐待防止センターの業務を市町村障害者虐待対応協力者に委託できる。

都道府県障害者権利擁護センター

●都道府県障害者権利擁護センターとしての機能

・都道府県の障害者の福祉に関する事務を所掌する部局
・都道府県が設置する施設

●都道府県障害者権利擁護センターの業務

・使用者による障害者虐待を受けたと思われる障害者を発見した者からの通報の受理
・使用者による障害者虐待を受けた旨の障害者からの届出の受理
・市町村が行う措置の実施に関しての、①市町村相互間の連絡調整、②市町村に対する情報の提供、③助言、④その他必要な援助
・障害者虐待を受けた障害者に関する各般の問題および養護者に対する支援に関して、①相談に応ずること、②相談を行う機関の紹介
・障害者虐待を受けた障害者の支援および養護者に対する支援のための援助（例：情報の提供、助言、関係機関との連絡調整など）
・障害者虐待の防止および養護者に対する支援に関する情報の収集・分析・提供
・障害者虐待の防止および養護者に対する支援に関する啓発活動（例：広報など）
・障害者に対する虐待の防止等のために必要な支援

※センターの業務を都道府県障害者虐待対応協力者に委託できる。

国・地方公共団体による調査・研究

表6-16 ● 調査・研究

事例の分析	障害者虐待を受けた障害者がその心身に著しく重大な被害を受けた事例
調査・研究	・障害者虐待の予防および早期発見のための方策 ・障害者虐待があった場合の適切な対応方法 ・養護者に対する支援のあり方 ・障害者虐待の防止 ・障害者虐待を受けた障害者の保護および自立の支援 ・養護者に対する支援のために必要な事項

市町村における財産上の不当取引の対応

財産上の不当取引による障害者の被害について、①相談に応じること、②関係機関（消費生活に関する業務を担当する部局）の紹介、③市町村障害者虐待対応協力者に①または②の実施の委託。

国・地方公共団体による成年後見制度の普及（利用促進）

・成年後見制度の周知のための措置
・成年後見制度の利用に係る経済的負担の軽減のための措置など

> **プラスα** 障害者総合支援法の障害者の定義、障害者総合支援法の障害児の定義

★☆

問 49 高齢者虐待防止法に関する記述で**誤っている**のはどれか。

1. 高齢者とは65歳以上の者である。
2. 養護者による高齢者虐待のみを規制している。
3. 高齢者の財産を不当に処分することは高齢者虐待である。
4. 分離保護が定められている。

解説 2. 養護者だけでなく、養介護施設従事者等による虐待も規制している。

▶ 高齢者

　高齢者虐待防止法（高齢者虐待の防止、高齢者の養護者に対する支援等に関する法律）上の高齢者は、65歳以上の者とされている。

▶ 虐待の禁止

　高齢者虐待防止法は、高齢者に対する虐待を広く一般的に禁止する規定を定めていない。

　高齢者虐待防止法は、**高齢者に対する虐待のうち、特に、表6-17のものを**「高齢者虐待」として規制・保護を定めている。

▶ 高齢者虐待

　高齢者虐待とは、次の二つをいう。

表6-17 ● 高齢者虐待の類型

類　型	虐待者
養護者による高齢者虐待	養護者：高齢者を現に養護する者（養介護施設従事者等を除く）
養介護施設従事者等による高齢者虐待	養介護施設従事者等：**養介護施設**※1または**養介護事業**※2の業務に従事する者 ※1：養介護施設 　・老人福祉施設（老人福祉法5条の3） 　・有料老人ホーム（老人福祉法29条1項） 　・地域密着型介護老人福祉施設（介護保険法8条22項） 　・介護老人福祉施設（介護保険法8条27項） 　・介護老人保健施設（介護保険法8条28項）

答え．2

	・介護医療院（介護保険法8条29項） ・地域包括支援センター（介護保険法115条の46第1項） ※2：養介護事業 ・老人居宅生活支援事業（老人福祉法5条の2第1項） ・居宅サービス事業（介護保険法8条1項） ・地域密着型サービス事業（介護保険法8条14項） ・居宅介護支援事業（介護保険法8条24項） ・介護予防サービス事業（介護保険法8条の2第1項） ・地域密着型介護予防サービス事業（介護保険法8条の2第12項） ・介護予防支援事業（介護保険法8条の2第16項）

▌高齢者虐待となる行為

表6-18 ● 高齢者虐待と行為の内容

類　型	行　為
養護者による 高齢者虐待	●養護者による行為 ①高齢者の身体に外傷が生じる暴行または生じるおそれのある暴行を加えること ②高齢者に著しい心理的外傷を与える言動を行うこと 　例：高齢者に対する著しい暴言または著しく拒絶的な対応（無視など） ③高齢者にわいせつな行為をすること、または高齢者にわいせつな行為をさせること ④養護者としての養護を著しく怠ること 　例：高齢者を衰弱させるような著しい減食や長時間の放置 　　　同居人による上記①から③の行為を養護者が放置すること ●養護者または高齢者の親族による行為 ①高齢者の財産を不当に処分すること ②高齢者から不当に財産上の利益を得ること
養介護施設従 事者等による 高齢者虐待	●養介護施設従業者等による行為 ①高齢者の身体に外傷が生じる暴行または生じるおそれのある暴行を加えること ②高齢者に著しい心理的外傷を与える言動を行うこと 　例：高齢者に対する著しい暴言または著しく拒絶的な対応 ③高齢者にわいせつな行為をすること、または高齢者にわいせつな行為をさせること ④高齢者を養護すべき職務上の義務を著しく怠ること 　例：高齢者を衰弱させるような著しい減食や長時間の放置 ⑤高齢者の財産を不当に処分すること、高齢者から不当に財産上の利益を得ること ●65歳未満の障害者で、以下の者を高齢者とみなして養介護施設従事者等による高齢者虐待の規定が適用される。 　・養介護施設の入所者、利用者 　・養介護事業サービスの利用者

▌早期発見

　下記の者は、高齢者虐待を発見しやすい立場にあることを自覚し、高齢者虐待の早期発見に**努めなければならない**（義務ではない。努力義務である）。

①高齢者の福祉に業務上関係のある**団体**

　　例：養介護施設、病院、保健所など

②高齢者の福祉に職務上関係のある者

　　例：養介護施設従事者等、医師、**保健師**、弁護士など

※法文上は明記されていないが、看護師や准看護師も高齢者の福祉に職務上関係のある者に該当する。

▶ 通報義務

表6-19 ● 高齢者虐待における通報

	養護者による高齢者虐待		養介護施設従業者等による高齢者虐待		
通報者	高齢者虐待を受けたと思われる障害者を発見した者		養介護施設従事者等による高齢者虐待を受けたと思われる高齢者を発見した**養介護施設従事者等**	養介護施設従事者等による高齢者虐待を受けたと思われる高齢者を発見した**者**	
	※高齢者虐待を受けたと断定できなくてもよい。				
	高齢者の生命または身体に重大な危険が生じている場合	その他の場合	―	高齢者の生命または身体に重大な危険が生じている場合	その他の場合
通　報	義　務	努　力	義　務		努　力
時　期	速やかに				
通報・届出先※	市町村				
通報・届出に対する措置	●高齢者の安全の確認・事実の確認のための措置 ●高齢者虐待対応協力者との対応の協議 ●一時保護（養護者による高齢者虐待により生命または身体に重大な危険が生じているおそれがあると認められる場合） ●審判の請求 ●一時保護のための居室の確保		●市町村は、養介護施設従事者等による高齢者虐待に係る事業所の所在地の都道府県への報告 ●通報・届出を受けた市町村および報告を受けた都道府県は、老人福祉法・介護保険法による権限の適切な行使		
その他	●立入調査等：地域包括支援センターの職員などによる高齢者の住所・居所への立ち入り、調査・質問の実施 ●一時保護が行われた場合、市町村長やその施設の長は、養護者に対して、その高齢者との面会を制限することができる。 ●養護者の負担軽減のための措置（相談・指導・助言、高齢者が短期間養護を受けるための居室の確保など）		●都道府県知事による公表：養介護施設従事者等による高齢者虐待の状況・措置など		

※高齢者虐待を受けた高齢者は、その旨を市町村に届け出ることができる。

▐▍ 守秘義務と通報との関係

　看護師などの医療職は、正当な理由があった場合を除いて、業務上知り得た秘密を漏らしてはならない（守秘義務）。しかし、この通報は正当な理由に該当し、守秘義務違反とならない。

▐▍ 国による調査・研究

表6-20 ● 調査・研究

事例の分析	高齢者虐待の事例
調査・研究	高齢者虐待の防止　・高齢者虐待があった場合の適切な対応方法　・高齢者に対する適切な養護の方法　高齢者虐待を受けた高齢者の保護　養護者に対する支援に資する事項

▐▍ 市町村における財産上の不当取引の対応

　財産上の不当取引による高齢者の被害について、以下の三つが定められている。
①相談に応じること
②関係機関（消費生活に関する業務を担当する部局　例：消費生活センターなど）の紹介
③高齢者虐待対応協力者に①または②の実施を委託

▐▍ 国・地方公共団体による成年後見制度の普及（利用促進）

・成年後見制度の周知のための措置
・成年後見制度の利用に係る経済的負担の軽減のための措置など

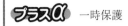　一時保護

☆☆

問 50 配偶者虐待防止法に関する記述として正しいのはどれか。

1. 配偶者とは、婚姻の届出をしている配偶者である。
2. 配偶者からの暴力は、身体に対する暴力またはこれに準ずる心身に有害な影響を及ぼす言動をいう。
3. 看護師には、配偶者からの暴力を発見した場合、警察官に通報する義務がある。
4. 保護命令は都道府県知事が行う。

解説 2. 配偶者虐待防止法（配偶者からの暴力の防止及び被害者の保護等に関する法律：DV防止法）の1条で定義されている。

▶ 配偶者

配偶者虐待防止法上の配偶者は、婚姻の届出をしている配偶者と、婚姻の届出をしていないが事実上婚姻関係と同様の事情にある配偶者である。

▶ 虐待の禁止

配偶者虐待防止法は、配偶者に対する虐待を広く一般的に禁止する規定を定めていない。

しかし、配偶者からの暴力は、重大な人権侵害であり、男女平等の実現の妨げとなっていると記されている。

▶ 配偶者からの暴力

表6-21 ● 配偶者からの暴力

①配偶者からの身体に対する**暴力**（身体に対する不法な攻撃であって生命または身体に危害を及ぼすもの）
②上記①に準ずる心身に有害な影響を及ぼす**言動**
③（法律上または事実上の）婚姻関係にある配偶者からの身体に対する暴力等を受けた後に離婚した場合で、その配偶者であった者から引き続き受ける身体に対する暴力等

※身体に対する暴力等：身体に対する**暴力**と心身に有害な影響を及ぼす**言動**。

答え. 2

▌通報義務

表6-22 ● 配偶者/虐待における通報

通報者	配偶者または配偶者であった者からの身体に対する暴力を受けている者を発見した者	配偶者または配偶者であった者からの身体に対する暴力によって負傷し、または疾病にかかったと認められる者を発見した医療関係者
通　報	努　力	できる ※本人の意思を尊重するよう努める。
通報先	配偶者暴力相談支援センターまたは警察官	
情報提供	－	配偶者暴力相談支援センターなどの利用についての情報提供（努力義務）
通報に対する対応	●配偶者暴力相談支援センター 　被害者に対し、同センターの業務内容の説明・助言、保護を受けることの勧奨 ●警察官 　配偶者または配偶者であった者からの身体に対する暴力が**行われている**と認めるときは、配偶者または配偶者であった者からの身体に対する暴力による被害の発生を防止するために必要な措置（努力義務）。例：暴力の制止、被害者の保護。	

▌福祉事務所

　法令（生活保護法、児童福祉法、母子及び父子並びに寡婦福祉法など）に定める被害者の自立を支援するために必要な措置（努力義務）を行う。

▌関係機関の連携

　関係機関（例：配偶者暴力相談支援センター、都道府県警察、福祉事務所、児童相談所など）は、被害者の保護を行うに当たっては、適切な保護が行われるよう、相互に連携を図りながら協力するよう努める（努力義務）。

▌保護命令

表6-23 ● 保護命令の詳細

対　象	配偶者からの**身体に対する暴力**または**生命等に対する脅迫**※を受けた者 ※被害者の生命または身体に対し害を加える旨を告知してする脅迫。	
条　件	配偶者からの身体に対する暴力を受けた者である場合	配偶者からの生命等に対する脅迫を受けた者である場合
予測される今後の被害	配偶者からのさらなる身体に対する暴力により	配偶者から受ける身体に対する暴力により
	その生命または身体に重大な危害を受けるおそれが大きいとき	
実施機関	裁判所 ※被害者の申立てが必要。	

保護命令の内容	①被害者の身辺へのつきまといまたは被害者の所在場所（住居など）付近の徘徊の禁止（命令から6カ月間） 【被害者の申立てによる追加の禁止（命令から6カ月間）】 ・面会の要求 ・行動を監視していると思わせるような事項の告知やその告知を知り得る状態に置くこと ・著しく粗野または乱暴な言動をすること ・無言電話、連続した架電・ファクス送信・電子メール送信（緊急やむを得ない場合を除く） ・午後10時から午前6時までの架電・ファクス送信・電子メール送信（緊急やむを得ない場合を除く） ・著しく不快または嫌悪の情を催させるような物（例：汚物、動物の死体など）の送付やその送付を知り得る状態に置くこと ・名誉を害する事項の告知やその告知を知り得る状態に置くこと ・性的羞恥心を害する事項の告知やその告知を知り得る状態に置くこと、性的羞恥心を害する文書・図画などの送付やその送付を知り得る状態に置くこと ・被害者が未成年の子と同居している場合、配偶者がその子を連れ戻すような言動などをしているときは、その子の身辺へのつきまといまたはその子の所在場所（住居や学校など）付近の徘徊（15歳以上の子の場合はその同意が必要） ・配偶者が被害者の親族等の住居に押しかけて著しく粗野または乱暴な言動などをしているときは、その親族等の身辺へのつきまといまたはその親族等の所在場所（住居や勤務先など）付近の徘徊（親族等または所定の法定代理人の同意が必要） ②被害者と共にする生活本拠住居からの退去および当該住居付近の徘徊の禁止（命令から2カ月間）

▶ 守秘義務と通報との関係

　看護師などの医療職は、正当な理由があった場合を除いて、業務上知り得た秘密を漏らしてはならない（守秘義務）。しかし、この通報は正当な理由に該当し、守秘義務違反とならない。

▐ 配偶者暴力相談支援センター

表6-24 ● センターの業務および地方公共団体との関係

業 務	①被害者に関する諸問題について 　相談に応ずること 　女性相談支援員または相談機関を**紹介**すること ②被害者の心身の健康回復を図るため、**医学的または心理学的な指導**などの実施 ③被害者および同伴する家族の緊急時における**安全の確保および一時保護** 　※一時保護は、女性相談支援センターが実施または基準を満たす者に委託して実施。 ④被害者の自立生活の推進を図るため、就業の促進、住宅の確保、援護等の制度の利用 　などについての**援助**（例：情報の提供、助言、関係機関との連絡調整など）の実施 ⑤保護命令の制度の利用についての**援助**（例：情報の提供、助言、関係機関への連絡など） 　の実施 ⑥被害者の居住保護施設の利用についての**援助**（例：情報の提供、助言、関係機関との 　連絡調整など）の実施
都道府県	都道府県が設置する女性相談支援センターなどの適切な施設において同センターとして の機能を果たす
市町村	市町村が設置する適切な施設において同センターとしての機能を果たすように**努める**（努 力義務）

▐ その他の支援

女性相談支援員：被害者の相談に応じ、必要な指導ができる。

都道府県：女性自立支援施設での被害者の保護。

▐ 国・地方公共団体による調査研究の推進など

表6-25 ● 教育・啓発、調査研究、人材の養成、援助

配偶者からの暴力の防止に関する国民の理解を深めるための教育および啓発
調査研究の推進 　・加害者の更生のための指導の方法 　・被害者の心身の健康を回復させるための方法など
被害者の保護に係る人材の**養成**および**資質**の向上
配偶者からの暴力の防止および被害者の保護を図るための活動を行う民間の団体に対する援助

 基本方針、都道府県基本計画、市町村基本計画

問 51 精神保健福祉法に定める入院に関する記述として正しいのはどれか。 ☆☆

1. 任意入院では、患者が退院を申し出た場合、必ず退院させなければならない。
2. 措置入院では、指定医1人による診察が必要である。
3. 医療保護入院では、本人の同意がなくても家族の同意があればよい。
4. 応急入院では、最大48時間まで入院させることができる。

解　説 精神障害者の入院は、自ら受診して入院するだけなく、通報等に基づいて都道府県知事が指定医に診察させ、その結果に基づき入院させることがある。

　その通報等から指定医の診察までの流れについては、p.116表6-36「都道府県知事への通報等」を参照。

　また、精神保健福祉法（精神保健及び精神障害者福祉に関する法律）上の入院形態については、p.114 ～ 115表6-34・35「入院形態別の規制」を参照。

▌ 任意入院の退院制限

　任意入院であっても、指定医による診察の結果、医療および保護のため入院を継続する必要があると認めたときは、精神科病院の管理者は、最大72時間に限り、退院させないことができる。

プラスα 各種の通報

答え．3

問 52 **精神保健福祉センターに関する記述として正しいのはどれか。**

1. 市町村が設置する。
2. 精神障害者の入院の勧奨を行う。
3. 精神保健指定医の指定を行う。
4. 精神障害者の福祉に関する知識の普及の業務を行う。

解説 精神保健福祉センターは、精神保健の向上および精神障害者の福祉の増進を図るための機関である。

精神保健福祉センターの設置

設置：都道府県

精神保健福祉センターの業務

①精神保健および精神障害者の福祉（精神保健福祉）に関する事項
・知識の普及および調査研究
・相談および指導（複雑または困難なものに限定）
②精神医療審査会の事務
③精神障害者保健福祉手帳の交付決定
④障害者総合支援法の支給認定（精神障害者のみ）に関する事務（専門的な知識・技術を必要とするものに限定）
⑤障害者総合支援法の支給要否決定・給付要否決定に伴う市町村への意見
⑥障害者総合支援法の支給決定・地域相談支援給付決定に伴う市町村への技術的事項の協力・必要な援助

精神保健指定医

●指定：厚生労働大臣
●対象：精神保健指定医の職務（例：措置入院における入院の必要の判定など）を行うのに必要な知識・技能を有すると認められる所定の経験などを有する医師

プラスα 障害者総合支援法の支給決定・地域相談支援給付決定・支給要否決定・給付要否決定、障害者総合支援法の障害支援区分の認定

答え．**4**

問 53 精神保健福祉法に関する記述として**誤っている**のはどれか。 ☆☆

1. 精神保健および精神障害者の福祉に関する事項を調査審議する機関として地方精神保健福祉審議会がある。
2. 精神医療審査会は措置入院者の定期報告に係る入院の必要性に関する審査を行う。
3. 国は原則として精神科病院を設置しなければならない。
4. 都道府県は精神科救急医療提供体制の整備を図る。

解説　地方精神保健福祉審議会と精神医療審査会の設置・役割、精神医療体制については以下となる。

▶ 地方精神保健福祉審議会の設置・役割

● 設置（できる）：都道府県
● 役割：次の審議・答申などを行う。
　・精神保健および精神障害者の福祉に関する事項の調査審議
　・都道府県知事の諮問への答申
　・精神保健および精神障害者の福祉に関する事項についての都道府県知事への意見の具申

▶ 精神医療審査会の設置・役割

● 設置義務：都道府県
● 役割：次の審査を行う。
　・措置入院および医療保護入院における定期報告に係る入院中の者についての**入院の必要**に関する審査
　・医療保護入院（特定医師の診察によるものを含む）における都道府県知事への届出に係る入院中の者についての**入院の必要**に関する審査
　・任意入院における都道府県知事への報告に係る入院中の者についての**入院の必要**に関する審査

答え．3

（右側縦書き）6 公的扶助と社会福祉制度

・退院の命令または**処遇改善措置の命令**の請求に係る請求者についての**入院の必要**または**処遇**に関する審査

▶ 精神科病院の設置

●設置義務：都道府県

　　・指定病院がある場合は設置の延期ができる。

　　・下記の地方独立行政法人が精神科病院を設置した場合は都道府県の設置義務なし。

　　　　①都道府県が設立した地方独立行政法人

　　　　②都道府県と都道府県以外の地方公共団体が、共同で設立した地方独立行政法人

▶ 指定病院

　　指定病院とは、**民間の精神科病院**（下記〈※印の箇所〉以外の者が設置した精神科病院）で一定の基準を満たすもののうち、その設置者の同意を得て、**都道府県が設置する精神科病院に代わる施設**として指定されたものである。

　　※国、都道府県、都道府県が設立した地方独立行政法人、都道府県と都道府県以外の地方公共団体が共同で設立した地方独立行政法人。

▶ 精神科救急医療の確保

　　都道府県は、精神障害の救急医療が適切かつ効率的に提供されるように、**地域の実情に応じた体制**の整備を図るよう努める。

　　例：①夜間・休日の精神障害医療を必要とする精神障害者・家族等・関係者からの相談に応ずること

　　　　②精神障害の救急医療提供施設相互間の連携を確保すること

精神保健福祉制度④

☆☆

問 54 精神保健福祉法に関する記述として**誤っている**のはどれか。

1. 精神障害者保健福祉手帳の交付について定めている。
2. 都道府県および市町村は、精神保健福祉相談員を置くことができる。
3. 都道府県は、精神障害者社会復帰促進センターを置くことができる。
4. 12時間を超える患者の隔離は、精神保健指定医が必要と認めなければ行えない。

解説 3. 精神障害者社会復帰促進センターを置くことができるのは、厚生労働大臣である。

▶ 精神障害者保健福祉手帳

●申請先：居住地の都道府県知事
●認定：2年ごとに、一定の精神障害の状態にあることについての都道府県知事の認定
●障害等級：重い順に1級から3級
　・1級…精神障害であって、日常生活の用を済ませることを不能にさせる程度のもの
　・2級…精神障害であって、日常生活が著しい制限を受けるか、日常生活に著しい制限を加えることを必要とする程度のもの
　・3級…精神障害であって、日常生活または社会生活が制限を受けるか、日常生活または社会生活に制限を加えることを必要とする程度のもの

▶ 精神保健福祉相談員

　都道府県・市町村は、精神保健福祉センターや保健所などに精神保健福祉相談員を置くことができる。
●任命資格：精神保健福祉士、大学で社会福祉や心理学を修めて卒業した者で精神保健福祉に関する知識・経験を有する者、医師、所定の講習会を修了した保健師で精神保健福祉に関する経験を有する者など
●業務：精神保健および精神障害者の福祉に関する相談に応じること
　　　　精神障害者・家族等・関係者を訪問して必要な指導を行うこと

答え. 3

▶ 精神障害者社会復帰促進センター

●指定（できる）：厚生労働大臣
●数：全国に一つ
●業務：

    ①精神障害者の社会復帰促進に資するための啓発活動および広報活動

    ②精神障害者の社会復帰促進のための訓練および指導等に関する研究開発

    ③精神障害者の社会復帰促進に関する研究

    ④上記②の研究開発の成果または上記③の研究の成果の提供

    ⑤精神障害者の社会復帰促進事業の**従事者等に対する研修**

    ⑥精神障害者の社会復帰を促進するために必要な業務

▶ 処遇

●行動制限：精神科病院の管理者は、医療・保護に不可欠な範囲で行動制限ができる
●行動制限の禁止：以下の行動制限は禁止されている（昭和63年厚生省告示128号）

  ・信書の発受の制限

    ※刃物、薬物等の異物が同封されていると判断される受信信書について、患者に開封させ、異物を取り出して患者に当該受信信書を渡すことは含まれない。

  ・下記の者との電話の制限

    ①人権擁護に関する行政機関（都道府県、地方法務局など）の職員

    ②患者の代理人である弁護士

  ・下記の者との面会の制限

    ①人権擁護に関する行政機関（都道府県、地方法務局など）の職員

    ②患者の**代理人である**弁護士

    ③患者または関係者（精神保健福祉法でいう家族等など）の依頼により患者の**代理人となろうとする弁護士**

●指定医による行動制限

  以下の行動制限は、指定医が必要と認めなければならない。

  ・12時間を超える患者の隔離

    ※内側から患者本人の意思によっては出ることができない部屋の中へ1人だけ入室させること。

  ・身体的拘束

    ※衣類または綿入り帯などを使用して、一時的に当該患者の身体を拘束し、その運動を抑制すること。

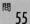

問 **55** 児童福祉法の障害児通所支援**でない**のはどれか。

☆☆

1. 医療型児童発達支援
2. 放課後等デイサービス
3. 保育所等訪問支援
4. 施設入所支援

解　説　障害児支援は、児童福祉法と障害者総合支援法に定められている。

表6-26 ● 障害児支援

児童福祉法	障害児相談支援
	障害児通所支援
	障害児入所支援
障害者総合支援法	自立支援給付 ※障害福祉サービス、自立支援医療など。
	地域生活支援事業 ※意思疎通支援者の派遣、移動支援など。

表6-27 ● 障害児相談支援（児童福祉法6条の2の2第7項）

障害児支援 利用援助	・障害児支援利用計画案の作成 ・通所給付決定または通所給付決定の変更の決定（給付決定等）が行われた後に、関係者（指定障害児通所支援事業者等など）との連絡調整その他の便宜を供与 ・障害児支援利用計画の作成
継続障害児支援 利用援助	・継続して障害児通所支援を適切に利用することができるよう、障害児支援利用計画の見直し ・上記の見直しの結果に基づき、次のいずれかの便宜を供与 　一　障害児支援利用計画を変更するとともに、関係者との連絡調整その他の便宜を供与 　二　新たな通所給付決定または通所給付決定の変更の決定が必要であると認められる場合において、給付決定等に係る申請の勧奨

答え．4

表6-28 ● 障害児通所支援（児童福祉法6条の2の2第1項）

児童発達支援	障害児を、児童発達支援センターなどの施設に通わせ、日常生活における基本的な動作の指導、知識技能の付与、集団生活への適応訓練などの便宜を供与すること
医療型 児童発達支援	肢体不自由のある児童につき、医療型児童発達支援センターまたは指定発達支援医療機関に通わせ、児童発達支援および治療を行うこと
放課後等 デイサービス	学校（幼稚園および大学を除く）に就学している障害児を、授業の終了後または休業日に児童発達支援センターなどの施設に通わせ、生活能力の向上のために必要な訓練、社会との交流の促進などの便宜を供与すること
居宅訪問型 児童発達支援	重度障害などの状態にある障害児で外出することが著しく困難なものにつき、居宅を訪問し、日常生活における基本的な動作の指導、知識技能の付与、生活能力の向上のために必要な訓練などの便宜を供与すること
保育所等訪問支援	保育所などの施設に通う障害児または乳児院などの施設に入所する障害児につき、その施設を訪問し、障害児以外の児童との集団生活への適応のための専門的な支援などの便宜を供与すること

●障害児入所支援（児童福祉法7条2項）

・障害児入所施設に入所または指定発達支援医療機関に入院する障害児に対して行われる保護、日常生活の指導、知識技能の付与。

・障害児入所施設に入所または指定発達支援医療機関に入院する障害児のうち、知的障害のある児童、肢体不自由のある児童、重症心身障害児（重度の知的障害および重度の肢体不自由が重複している児童）に対し行われる治療。

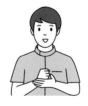

児童福祉制度②

☆☆

問 56 児童福祉法の子育て支援事業で**ない**のはどれか。

1. 放課後児童健全育成事業
2. 乳児家庭全戸訪問事業
3. 病児保育事業
4. 一時保護

 解 説 子育て支援の事業について、表6-29に示した。

表6-29 ● 子育て支援事業（児童福祉法21条の9）

放課後児童 健全育成事業	小学校に就学している児童であって、その保護者が労働等により昼間家庭にいないものに、授業の終了後に児童厚生施設等の施設を利用して適切な遊びおよび生活の場を与えて、その健全な育成を図る事業
子育て短期支援事業	保護者の疾病などにより家庭において養育を受けることが一時的に困難となった児童について、児童養護施設などの施設に入所させ、または里親などに委託し、当該児童に必要な保護を行う事業
乳児家庭 全戸訪問事業	市町村内のすべての乳児のいる家庭を訪問し、子育てに関する情報の提供、乳児・保護者の心身の状況・養育環境の把握、養育についての相談、助言などの援助を行う事業
養育支援訪問事業	養育が適切に行われるよう、居宅において、養育に関する相談、指導、助言、必要な支援を行う事業 ［対象］ ①要支援児童（乳児家庭全戸訪問事業の実施などにより把握した保護者の養育を支援することが特に必要と認められる児童）およびその保護者 ②保護者に監護させることが不適当であると認められる児童およびその保護者 ③特定妊婦（出産後の養育について出産前において支援を行うことが特に必要と認められる妊婦） ※上記①〜③を総称して要支援児童等という。
地域子育て支援 拠点事業	乳児・幼児およびその保護者が相互の交流を行う場所を開設し、子育てについての相談、情報の提供、助言などの援助を行う事業
一時預かり事業	家庭において保育（養護および教育〈3歳未満の教育〉を行うこと）を受けることが一時的に困難となった乳児・幼児について、主として昼間において、保育所・認定こども園などにおいて、一時的に預かり、必要な保護を行う事業

答え. 4

6 公的扶助と社会福祉制度

		保育所、認定こども園、病院、診療所、その他の施設において、保育を行う事業
病児保育事業		[対象] 疾病にかかっている下記の者 ①保育を必要とする乳児・幼児 ②保護者の労働や疾病などの事由により家庭において保育を受けることが困難となった小学校に就学している児童
子育て援助活動 支援事業		①下記の援助を受けることを希望する者と下記の援助を行うことを希望する個人（援助希望者）との連絡・調整 ・児童を一時的に預かり、必要な保護（宿泊を伴って行うものを含む）を行うこと ・児童が円滑に外出することができるよう、その移動を支援すること ②援助希望者への講習の実施などの必要な支援を行う事業
主務省令で定める事業	要保護児童等 支援事業	要保護児童対策地域協議会などによる要保護児童等に対する支援事業
	養育相談等 事業	地域の児童の養育に関する諸問題に対する保護者からの相談に応じ、必要な情報の提供および助言を行う事業

●一時保護（児童福祉法33条1項）

　児童相談所長は、要保護児童（**保護者のない児童または保護者に監護させることが不適当であると認められる児童**）について、必要があると認めるときは、児童の安全を迅速に確保し適切な保護を図るため、または児童の心身の状況、その置かれている環境その他の状況を把握するため、児童の一時保護を行うことができる。なお一時保護は、子育て支援事業ではない。

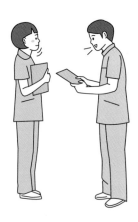

プラスα 児童自立生活援助事業、小規模住居型児童養育事業、家庭的保育事業、小規模保育事業、居宅訪問型保育事業、事業所内保育事業

問57　児童福祉法に関する記述として**誤っている**のはどれか。☆☆

1. 都道府県は児童相談所を設置しなければならない。
2. 児童相談所には児童福祉司を置かなければならない。
3. 児童とは、満15歳以下の者をいう。
4. 保育士の資格に関して規定している。
5. 都道府県は小児慢性特定疾病医療費を支給する。

解説　児童については、満18歳未満の者と定められているほか、p.104表6-30の通り、乳児、幼児、少年についてもそれぞれ定められている。

▶ 児童相談所

●設置義務：都道府県
●施設：一時保護施設を設けなければならない
●主な業務：

1　市町村が行う下記の業務の実施に関し、市町村相互間の連絡調整、市町村に対する情報の提供、必要な援助（これらの付随業務を含む）
　※市町村が行う業務：児童および妊産婦の福祉に関し、必要な実情の把握、必要な情報の提供、家庭などからの相談に応ずること（付随業務を含む）、必要な調査・指導（付随業務を含む）、家庭などへの必要な支援。

2　児童および妊産婦の福祉に関し、
　①児童に関する家庭などからの相談のうち、専門的な知識および技術を必要とするものに応ずること
　②児童およびその家庭につき、(1)必要な調査、(2)医学的・心理学的・教育学的・社会学的・精神保健上の判定を行うこと
　③児童およびその保護者につき、上記②(1)または(2)に基づいて心理または児童の健康・心身の発達に関する専門的な知識・技術を必要とする指導などの業務
　④児童の一時保護を行うこと
　⑤児童の権利の保護の観点から、一時保護の解除後の家庭などの環境の調整、当該児童の状況の把握などの措置により当該児童の安全を確保すること
　⑥里親に関する普及啓発などの業務

答え.　3

⑦養子縁組に関する者につき、その相談に応じ、必要な情報の提供、助言その他の援助を行うこと

3　児童および妊産婦の福祉に関し、広域的な対応が必要な業務、家庭などへの専門的な知識・技術を必要とする支援

●組織…所長・所員・児童福祉司

▌ 児童福祉司の職務（児童福祉法13条4項）

児童の保護、児童の福祉に関する事項について、相談に応じ、専門的技術に基づいて必要な指導を行うなど、児童の福祉増進に努める。

▌ 児童福祉法における定義

表6-30 ● 児童などの定義

児童	満18歳未満の者
乳児	満1歳未満の者
幼児	満1歳から小学校就学の始期に達するまでの者
少年	小学校就学の始期から満18歳に達するまで（満18歳未満）の者

▌ 保育士

児童福祉法には、保育士の資格や資格試験などに関する規定（18条の4から18条の24まで）が置かれている

▌ 小児慢性特定疾病医療費

●実施者：都道府県
●条件：小児慢性特定疾病児童等が、指定小児慢性特定疾病医療支援を受けたとき
●支給対象者：医療費支給認定保護者または医療費支給認定患者
●費用の範囲：当該指定小児慢性特定疾病医療支援に要した費用
●対象疾患群：

①悪性新生物、②慢性腎疾患、③慢性呼吸器疾患、④慢性心疾患、⑤内分泌疾患、⑥膠原病、⑦糖尿病、⑧先天性代謝異常、⑨血液疾患、⑩免疫疾患、⑪神経・筋疾患、⑫慢性消化器疾患、⑬染色体又は遺伝子に変化を伴う症候群、⑭皮膚疾患、⑮骨系統疾患、⑯脈管系疾患

児童福祉制度④

問 58　児童福祉法に定められて**いない**のはどれか。 ☆☆

1. 特別支援学校への入学
2. 母子生活支援施設への入所
3. 児童養護施設への入所
4. 助産施設への入所

解説　児童福祉法には、特別支援学校への入学については定められていない。

・特別支援学校への入学は、学校教育法に定められている

・下記の児童福祉施設の入所や利用に関する規定がある

表6-31 ● 児童福祉施設（児童福祉法7条1項）

助産施設、乳児院、母子生活支援施設、保育所、幼保連携型認定こども園、
児童厚生施設、児童養護施設、障害児入所施設、児童発達支援センター、
児童心理治療施設、児童自立支援施設、児童家庭支援センター

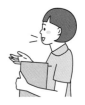

プラスα　児童委員、結核児童の療育の給付（医療に係る療育の給付〈医療給付〉、
学習に必要な物品〈学用品〉の支給、療養生活に必要な物品〈日用品〉の支給）

答え．1

6
公的扶助と社会福祉制度

☆☆

問 59 子どもの権利について述べている事項で最も古いのは
どれか。

1. 児童憲章の制定

2. 児童福祉法の公布

3. 母子保健法の公布

4. 児童虐待の防止等に関する法律の公布

5. 児童の権利に関する条約の日本の批准

解説　　1. **児童憲章**：昭和26（1951）年5月5日制定

　　日本国憲法の精神にしたがい、児童に対する正しい観念を確立し、すべての児童の幸福を図るために定められた。

①児童は人として尊ばれる

②児童は社会の一員として重んぜられる

③児童はよい環境の中で育てられる

2. **児童福祉法**：昭和22（1947）年12月12日公布

　児童の福祉を保障するための原理などを定める

　　①すべての児童は福祉を等しく保障される権利を有する

　　②すべての国民は、児童が良好な環境において生まれ、児童の意見が尊重され、児童の最善の利益が優先して考慮され、心身ともに健やかに育成されるよう努めなければならない

　　③児童の保護者は、児童を心身ともに健やかに育成することについて第一義的責任を負う

　　④国および地方公共団体は、児童の保護者とともに、児童を心身ともに健やかに育成する責任を負う

3. **母子保健法**：昭和40（1965）年8月18日公布

　母子保健に関する原理などを定める。

　乳児および幼児は、心身ともに健全な人として成長してゆくために、その健康が保持され、かつ、増進されなければならない。

答え．**2**

4. **児童虐待の防止等に関する法律**：平成12（2000）年5月24日公布

　児童虐待が児童の心身の成長および人格の形成に重大な影響を与えることにかんがみ、①児童に対する虐待の禁止、②児童虐待の防止に関する国および地方公共団体の責務、③児童虐待を受けた児童の保護のための措置などを定める。

5. **児童の権利に関する条約**：平成6（1994）年4月22日批准

　※児童の権利に関する条約の制定の流れ。

　　平成元（1989）年11月20日：国連総会採択

　　平成2（1990）年9月21日：日本が署名

　　平成6（1994）年5月16日：公布

　　平成6（1994）年5月22日：日本で発効

▉ その他の関連する法律

●**こども基本法**：令和4（2022）年6月22日公布

　日本国憲法および児童の権利に関する条約の精神にのっとり、こども施策を総合的に推進することを目的としている。

　実現を目指している社会：次代の社会を担うすべての子どもが、①生涯にわたる人格形成の基礎を築くことができる社会、②自立した個人として等しく健やかに成長することができる社会、③権利の擁護が図られ、将来にわたって幸福な生活を送ることができる社会。

　具体的な施策：こども施策に関する基本理念、国の責務等、こども施策の基本となる事項、こども政策推進会議の設置などを定めること。

●**こども家庭庁設置法**：令和4（2022）年6月22日公布

　令和5（2023）年4月1日、こども家庭庁が設置された。

　こども家庭庁は、こどもが自立した個人として等しく健やかに成長することのできる社会の実現に向け、①こどもの健やかな成長およびこどものある家庭における子育てに対する支援、②こどもの権利利益の擁護に関する事務などを行う。

プラスα　児童の権利に関する条約の制定内容、児童憲章の制定内容

☆☆

問 60 障害者福祉に関する記述として**誤っている**のはどれか。

1. 身体障害者手帳の交付は、障害者総合支援法に規定されている。

2. 障害者基本法は、障害を理由とする差別を禁止している。

3. 発達障害者支援センターは、発達障害者に対する専門的な発達支援や就労支援などの業務を行う。

4. 常時雇用する労働者を雇用する国・地方公共団体以外の事業主は、障害者である労働者の数を、障害者雇用率0.025以上にしなければならない。

解　説 身体障害者手帳、精神障害者保健福祉手帳、母子健康手帳などは、それぞれに根拠となる法律がある。

表6-32 ● 障害者手帳等の種類と根拠法

	手帳名	根拠法	対　象	交付者
障害者手帳	身体障害者手帳	身体障害者福祉法	身体障害者（児）	都道府県知事
	療育手帳	厚生労働省通知	知的障害者（児）	都道府県知事
	精神障害者保健福祉手帳	精神保健福祉法	精神障害者	都道府県知事
その他の手帳	母子健康手帳	母子保健法	妊娠の届出をした者	市町村
	健康手帳	健康増進法	40歳以上で下記に該当する者 ・健康教育、健康相談、機能訓練、訪問指導を受けた者 ・高齢者医療確保法の特定健康診査・健康診査、健康増進法の健康増進事業などを受けた者	市町村

障害者基本法の概要

● 理念：すべての国民が、障害の有無にかかわらず、等しく基本的人権を享有するかけがえのない個人として尊重されるものである。

● 障害者：心身の機能の障害（身体障害、知的障害、精神障害〈発達障害を含む〉など）がある者であって、障害および社会的障壁により継続的に日常生活または社会生活に相当な制限を受ける状態にあるもの。

● 社会的障壁：障害がある者にとって**日常生活または社会生活を営む上で障壁となるような社会における**事物、制度、慣行、観念その他一切のもの。

答え. 1

- ●差別の禁止：何人も、障害者に対して、障害を理由として、差別することなどの権利利益を侵害する行為をしてはならない。
- ●地域社会における共生：①あらゆる分野の活動に参加する機会が確保されること、②生活する場や人の選択の機会が確保され、地域社会における他者との共生を妨げられないこと、③意思疎通のための手段（言語、手話などを含む）の選択の機会が確保され、情報の取得・利用のための手段の選択の機会が拡大されること。

▶ 発達障害者支援法

- ●発達障害：①広汎性発達障害（自閉症、アスペルガー症候群など）、②学習障害、③注意欠陥多動性障害、④脳機能の障害であってその症状が通常低年齢において発現するもののうち、言語の障害、協調運動の障害、心理的発達の障害、情緒の障害。
- ●発達障害者：発達障害がある者であって発達障害および社会的障壁により日常生活または社会生活に制限を受ける者（18歳未満の者を発達障害児という）。
- ●適切な配慮：保育、教育、放課後児童健全育成事業、司法手続において、適切な配慮をするよう定めている。
- ●支援：発達障害者の就労、地域において自立した生活、権利利益の擁護のための支援、発達障害者の家族などへの支援が定められている。
- ●発達障害者支援センター：社会福祉法人などであって、都道府県知事が下記の業務をできると認めて指定したもの。
  - ・発達障害者・家族などに対する専門的な**相談の対応・情報の提供・助言**を行うこと
  - ・発達障害者に対する専門的な**発達支援・就労の支援**を行うこと
  - ・医療・保健・福祉・教育・労働などの業務を行う機関・団体やこれらの従事者に対して発達障害についての**情報の提供・研修**を行うことなど

▶ 障害者雇用促進法（障害者の雇用の促進等に関する法律）

- ●障害者雇用対策基本方針：障害者の雇用の促進およびその職業の安定に関する施策の基本となるべき方針。厚生労働大臣が策定する。
- ●障害者の雇用義務：常時雇用する労働者を雇用する国・地方公共団体以外の事業主に対して、障害者である労働者の数が、全労働者に障害者雇用率（令和6年4月から0.025、令和8年7月以降0.027の予定）を乗じて得た数以上にしなければならないとしている。

プラスα 国際生活機能分類（ICF）、ノーマライゼーション、障害者活躍推進計画作成指針、障害者活躍推進計画

問 61　母子保健および母子福祉に関する記述として正しいのはどれか。

★☆

1. 2,000g未満の低体重児の届出は、出生後速やかに市町村に行う。
2. 未熟児の訪問指導は、母子保健法に規定されている。
3. 不妊治療の要件は、母体保健法に規定されている。
4. 都道府県は、母子健康包括支援センターを設置することができる。

解説　母子保健に関わる法律・規定には母子保健法、母体保護法、死産の届出に関する規程などがある。

母子保健・福祉に関する届出

表6-33 ● 各種届出とその概要

	該当者	時期	届出先	根拠法
低体重児の届出	2,500g未満の乳児が出生したときの保護者	速やかに	乳児の現在地の市町村	母子保健法
妊娠の届出	妊娠した者	速やかに	市町村長	母子保健法
出生の届出	嫡出子の場合：父または母 非嫡出子の場合：母	出生後14日以内	本人の本籍地または届出人の所在地の市町村長	戸籍法
死産の届出	原則：父 例外（父ができない場合）：母	死産後7日以内	届出人の所在地または死産があった場所の市町村長	死産の届出に関する規程

母子保健法の諸規定

①保健指導（市町村の義務）：妊産婦・その配偶者、乳児・幼児の保護者に対して、妊娠・出産・育児に関する必要な保健指導

②新生児の訪問指導：市町村長は、①の保健指導において、新生児で必要があると認めるときは、医師・保健師・助産師などに新生児の保護者を訪問させ、必要な指導を行わせる。

③健康診査（市町村）：満1歳6カ月超から満2歳未満の幼児、満3歳超から満4歳未満の幼児への身体発育状況・栄養状態・予防接種の実施状況などの健康診査

答え．2

④上記③以外の健康診査：市町村は、必要に応じ、妊産婦・乳児・幼児に対し健康診査を行い、または健康診査を受けることを勧奨しなければならない。

⑤妊産婦の訪問指導等

⑥産後ケア事業

⑦未熟児の訪問指導

⑧療育医療

▶ 母体保護法の規定

母性の生命健康を保護することを目的として、母体保護法が制定されている。

● 具体的な保護：

・不妊手術…**生殖腺を除去せずに生殖を不能にする手術**

・人工妊娠中絶…胎児が母体外において生命を保続することのできない時期（妊娠22週未満）に、人工的に、胎児およびその附属物を母体外に排出すること

・受胎調節の実地指導…避妊することで妊娠・出産を計画的に調節すること（受胎調節）のうち、女子に対して所定の避妊具を使用する受胎調節についての指導をいう

※不妊治療に関して、学会等におけるガイドラインなどがあるが、法規制はない。

▶ 母子健康包括支援センター（根拠法：母子保健法）

● 設置：市町村（努力義務）

● 主な事業：①母性・乳児・幼児の健康の保持・増進に関する支援に必要な実情の把握、②母子保健に関する各種の相談、③母性・乳児・幼児に対する保健指導、④母性・児童の保健医療または福祉に関する機関との連絡調整、母性・乳児・幼児の健康の保持・増進に関する支援、⑤健康診査、助産などの母子保健に関する事業

▶ 女性支援法（困難な問題を抱える女性への支援に関する法律；令和6年4月施行）

困難な問題を抱える女性の立場に寄り添って相談に応じ、さまざまな機関（福祉事務所、職業紹介機関、市町村、児童相談所、配偶者暴力相談支援センターなど）と連携・協力して、一人ひとりのニーズに応じた包括的な支援を定めた。これにより、売春防止法の保護更生の規定は再編され（女性相談支援センター〈旧婦人相談所〉、女性相談支援員〈旧婦人相談員〉、女性自立支援施設〈旧婦人保護施設〉）、本法に移行された。

プラスα 不妊手術の要件、人工妊娠中絶の要件、産後ケア事業、健やか親子21

問 **62** ★☆
老人福祉計画に関する記述として、正しいのはどれか。

1. 市町村老人福祉計画は、市町村が定めることができる。
2. 都道府県は、市町村老人福祉計画における事業の量の目標を定めるに当たって参酌すべき標準を定める。
3. 市町村老人福祉計画は、老人居宅生活支援事業および老人福祉施設による事業の供給体制の確保に関する計画である。
4. 市町村老人福祉計画は、市町村介護保険事業計画と調和が保たれたものでなければならない。

解 説 老人福祉法は、市町村老人福祉計画および都道府県老人福祉計画の策定を定めている。

1. 市町村老人福祉計画は、市町村が**定めなければならない**。都道府県老人福祉計画は、都道府県が**定めなければならない**。

2. 厚生労働大臣は、市町村老人福祉計画における老人福祉施設（養護老人ホーム、軽費老人ホーム、老人福祉センター、老人介護支援センターのみ）による事業の量の目標を定めるに当たって参酌（さまざまなことを照らし合わせて判断・取捨選択）すべき標準を定める。

※老人福祉施設：老人デイサービスセンター、老人短期入所施設、養護老人ホーム、特別養護老人ホーム、軽費老人ホーム、老人福祉センター、老人介護支援センター。

3. 正しい。老人福祉法は、老人居宅生活支援事業および老人福祉施設による事業を、老人福祉事業と称している。

4. 市町村老人福祉計画は、介護保険法に定める市町村介護保険事業計画と**一体**のものとして作成されなければならない。一方、市町村老人福祉計画は、社会福祉法に定める市町村地域福祉計画などの老人の福祉に関する事項を定めるものと**調和**が保たれたものでなければならない。

プラスα 市町村介護保険事業計画、都道府県介護保険事業支援計画、市町村地域福祉計画、都道府県地域福祉支援計画

答え．**3**

難病福祉制度

問 63　難病に関する記述として正しいのはどれか。　☆☆

1. 難病法は、難病を「発病の機構が明らかでなく、かつ、治療方法が確立していない希少な疾病であって、当該疾病にかかることにより長期にわたり療養を必要とすることとなるもの」としている。
2. 難病法は、難病における医療に要したすべての費用について、国が負担するとしている。
3. 指定難病は、現在、110疾病が指定されている。
4. 都道府県は、難病相談支援センターを設置しなければならない。

解説

1. 正しい。
2. 都道府県は、指定難病の**患者**が特定医療（指定医療機関が行う指定難病およびこれに付随する疾病に関する医療）のうち**所定の医療**（指定特定医療）を**受けたときは**、指定特定医療に要した費用について、**特定医療費**を支給する。
3. 難病法（難病の患者に対する医療等に関する法律）は平成26（2014）年に制定され、平成27（2015）年1月1日に施行された。指定難病の数は、当初は110疾病であったが、令和6（2024）年4月現在341疾病が指定されている。
4. 難病法に規定する療養生活環境整備事業を行う都道府県は、当該事業を実施する施設として、難病相談支援センターを設置することができる。療養生活環境整備事業は、都道府県の義務ではないため、都道府県に同センターの設置義務を課していない。

プラスα　指定難病の341疾病

答え．1

▐▌ 別表：精神保健福祉関連の表（入院・通報）

表6-34 ● 入院形態別の規制：医師の診察

	医師の診察
任意入院	制限なし 【例外】（最大72時間の退院制限） ・退院の申出があった場合において、精神科病院の管理者は、指定医による診察の結果、当該任意入院者の医療および保護のため入院を継続する必要があると認めたときは、退院させないことができる（最大72時間）〈法21③〉
措置入院	・2人以上の指定医の診察 ・診察の結果が、精神障害者であり、かつ、医療・保護のために入院させなければその精神障害のために自傷または他害のおそれがあると、全員が認めること ⇒都道府県知事は、入院させることができる〈法29①②〉 【例外】（緊急措置入院） 　急速を要し、所定の手続きをとることができない場合で、指定医による診察の結果、精神障害者であり、かつ、直ちに入院させなければその精神障害のために自傷または他害のおそれが著しいと認めたとき ⇒都道府県知事は、入院させることができる（最大72時間）〈法29の2①③〉
医療保護入院	・指定医の診察 ・診察の結果が、 　①精神障害者であり、かつ、医療・保護のため入院の必要がある者であって任意入院が行われる状態にないと判定 　または 　②精神障害者であり、かつ、直ちに入院させなければその者の医療・保護を図る上で著しく支障がある者であって任意入院が行われる状態にないと判定〈法33①〉 【例外】（最大12時間の医療保護入院：指定医の例外） 　緊急その他やむを得ない理由があるときは、指定医に代えて**特定医師**に診察を行わせることができる 　特定医師による診察の結果、精神障害者であり、かつ、医療・保護のため入院の必要がある者であって当該精神障害のために任意入院が行われる状態にないと判定されたとき ⇒精神科病院の管理者は、本人を含む誰の同意もなくても入院させることができる（**最大12時間**）〈法33④〉
応急入院	・指定医の診察 ・診察の結果が、精神障害者であり、かつ、直ちに入院させなければその者の医療・保護を図る上で著しく支障がある者であって任意入院が行われる状態にないと判定 ⇒本人の同意がなくても、入院させることができる（**最大72時間**）〈法33の7①〉 【例外】（最大12時間の応急入院：指定医の例外） 　緊急その他やむを得ない理由があるときは、指定医に代えて**特定医師**に診察を行わせることができる 　特定医師による診察の結果、精神障害者であり、かつ、**直ちに**入院させなければその者の医療・保護を図る上で著しく支障がある者であって任意入院が行われる状態にないと判定されたとき ⇒精神科病院の管理者は、本人の同意がなくても、入院させることができる（**最大12時間**）〈法33の7②〉

※表中の「法」は精神保健福祉法、「規」は精神保健福祉法施行規則を示す。ほかの表も同じ。

表6-35 ● 入院形態別の規制：説明・同意

	説 明	同 意
任意入院	【内容】〈法21、規5〉 ・退院等の請求に関する事項 ・患者の同意に基づく入院である旨 ・行動制限に関する事項 ・処遇に関する事項 ・退院の申出により退院できる旨 ・退院制限の措置に関する事項 【方法】 　書面で告知（義務）	・患者自ら入院 ・自ら入院する旨を記載した書面
措置入院	【内容】〈法29③、規6〉 ・入院措置を採る旨 ・退院等の請求に関する事項 ・行動制限に関する事項 【方法】 　書面で告知（義務） ※上記内容・方法は緊急措置入院の場合も同様〈法29の2④〉。	不要
医療保護入院	【内容】〈法33の3①、規6〉 ・入院措置を採る旨 ・退院等の請求に関する事項 ・行動制限に関する事項 【方法】 　書面で告知（義務） ※当該精神障害者の症状に照らして、医療・保護を図る上で支障があると認められる間は書面での告知義務はない（入院から4週間以内）。告知しなかった項目等の診療録への記載義務〈法33の3①但書、②、規15〉。	・本人の同意不要 ・家族等のうち1名の同意 　※家族等：当該精神障害者の配偶者・親権者・扶養義務者・後見人・保佐人。 ⇒精神科病院の管理者は、入院させることができる〈法33①〉 ・家族等がいない場合または家族等の全員が同意について意思を表示できない場合：当該精神障害者の居住地を管轄する市町村長の同意 ⇒精神科病院の管理者は、入院させることができる〈法33③〉
応急入院	【内容】〈法33の8、規6〉 ・入院措置を採る旨 ・退院等の請求に関する事項 ・行動制限に関する事項 【方法】 　書面で告知（義務） ※上記内容・方法は、応急入院・最大12時間の応急入院ともに同様〈法33の8〉。	急速を要し、家族等の同意を得ることができない

表6-36 ● 都道府県知事への通報等：「人」の視点からの分類

精神障害者（その疑いのある者を含む）を知った者〈法22〉	●都道府県知事に申請（最寄りの保健所長を経由） 申請内容：指定医の診察および必要な保護
警察官 〈法23〉	●直ちに都道府県知事に通報（最寄りの保健所長を経由） 精神障害のために自傷または他害のおそれがあると認められる者を発見したとき
検察官 〈法24〉	●速やかに都道府県知事に通報 ①精神障害者または精神障害者の疑いのある被疑者を不起訴処分にしたとき ②精神障害者または精神障害者の疑いのある被告人の裁判（(1)刑期全部を執行猶予にしない懲役刑・禁錮刑を言い渡す裁判、(2)拘留の刑を言い渡す裁判を除く）が確定したとき ※心神喪失者等医療観察法33条1項の申立てをした場合を除く。 ③精神障害者、精神障害者の疑いのある被疑者・被告人、心神喪失者等医療観察法の対象者で特に必要があると認めたとき
保護観察所の長 〈法25〉	●速やかに都道府県知事に通報 保護観察に付されている者が精神障害者または精神障害者の疑いのある者であることを知ったとき
矯正施設の長 〈法26〉	●あらかじめ本人の帰住地の都道府県知事に通報 精神障害者または精神障害者の疑いのある収容者を釈放・退院・退所させようとするとき
精神科病院の管理者 〈法26の2〉	●直ちに都道府県知事に届出（最寄りの保健所長を経由） 入院中の精神障害者であって、医療・保護のために入院させなければその精神障害のために自傷または他害のおそれがあると認めたとき
指定通院医療機関の管理者・保護観察所の長 〈法26の3〉	●直ちに都道府県知事に届出（最寄りの保健所長を経由） 心神喪失者等医療観察法の対象者であって指定入院医療機関に入院していない者がその精神障害のために自傷または他害のおそれがあると認めたとき

表6-37 ● 都道府県知事への通報等による対応：診察・判定・入院

申請・通報・届出による指定医の診察〈法27〉	都道府県知事 ①表6-36の申請・通報・届出のあった者について、必要があると認めるときは、指定医に診察をさせなければならない〈法27①〉 ※実際に本人の保護に当たっている者がいる場合には、あらかじめ診察の日時・場所をその者に通知しなければならない〈法28①〉。 ※後見人・保佐人・親権者・配偶者・実際に本人の保護に当たっている者は、上記の指定医の診察に立ち会うことができる〈法28②〉。 ②入院させなければ精神障害のために自傷または他害のおそれがあることが明らかである者について、上記の通報等がなくても、指定医に診察させることができる〈法27②〉
指定医による判定〈法28の2〉	上記①または②により診察をした指定医 診察を受けた者が精神障害者であり、かつ、医療・保護のために入院させなければその精神障害のために自傷または他害のおそれがあるかどうかの判定を行う
措置入院〈法29〉	都道府県知事 上記の指定医による診察の結果、診察を受けた者が精神障害者であり、かつ、医療・保護のために入院させなければその精神障害のために自傷または他害のおそれがあると認めたときは、その者を国等の設置した精神科病院または指定病院に入院させることができる

下の重要語句について、知識が身に付いているか、確認してみよう！

☑ **生活保護法①**（p.68）
保護の原則　扶助の種類　扶助の内容　保護の方法

☑ **生活保護法②**（p.69）
生活保護法の目的　生活保護の原理（無差別平等、最低生活の保障、保護の補足性）

☑ **生活保護法③**（p.70）
生活保護法の保護施設　指定医療機関　指定助産機関

☑ **障害者総合支援法①**（p.71）
自立支援給付　障害福祉サービス　地域相談支援　計画相談支援　自立支援医療　補装具の購入等

☑ **障害者総合支援法②**（p.72）
障害者　障害児　介護給付費等の支給決定　基幹相談支援センター　基本指針　障害福祉計画　国・都道府県・市町村・国民の責務

☑ **社会福祉法**（p.74）
福祉事務所の設置義務　社会福祉事業　社会福祉協議会の事業　市町村地域福祉計画　都道府県地域福祉支援計画

☑ **虐待対策①**（p.76）
児童虐待防止法上の児童　児童虐待　児童虐待の行為　児童虐待の早期発見　児童虐待の通告　守秘義務と通告　通告に対する措置　都道府県知事の役割

☑ **虐待対策②**（p.79）
障害者虐待防止法上の障害者　障害者虐待　障害者虐待の行為　障害者虐待の早期発見　障害者虐待の通報　守秘義務と通報　通報に対する措置　市町村障害者虐待防止センターの業務　都道府県障害者権利擁護センターの業務

☑ **虐待対策③**（p.85）
高齢者虐待防止法上の高齢者　高齢者虐待　高齢者虐待の行為　高齢者虐待の早期発見　高齢者虐待の通報　守秘義務と通報　通報に対する措置

☑ **虐待対策④**（p.89）
配偶者虐待防止法上の配偶者　配偶者からの暴力　通報　守秘義務と通報　通報に対する対応　保護命令　配偶者暴力相談支援センター　女性相談支援員

7 国民の健康

健康増進法

問 64　健康増進法に定められて**いない**のはどれか。 ★☆

1. 国民健康・栄養調査の実施
2. 受動喫煙の防止の措置
3. 特定保健用食品の表示
4. 一次健康診断

解説　健康増進法は以下の事項について定めている。

▶ 国民健康・栄養調査 （健康増進法10条など）

- ●実施者：厚生労働大臣
- ●目的：国民の健康の増進の総合的な推進を図るための基礎資料として、国民の身体の状況・栄養摂取量・生活習慣の状況を明らかにすること。
- ●調査対象：厚生労働大臣が定めた調査地区において、都道府県知事が指定した調査世帯。
- ●国民健康・栄養調査員：都道府県知事は、当該調査の実施のために必要があるときは、国民健康・栄養調査員を置くことができる。

▶ 受動喫煙の防止 （健康増進法25条など）

- ●国・地方公共団体の責務：望まない受動喫煙が生じないよう、**受動喫煙を防止するための措置**（受動喫煙に関する知識の普及、受動喫煙の防止に関する意識の啓発、受動喫煙の防止に必要な環境の整備など）を総合的かつ効果的に**推進する**よう努めなければならない。
- ●喫煙する際の配慮義務：特定施設等の喫煙禁止場所以外の場所において喫煙する場合は、望まない受動喫煙を生じさせることがないよう周囲の状況に配慮しなければならない。
- ●喫煙の禁止：特定施設等の喫煙禁止場所で喫煙してはならない。都道府県知事は、

答え. **4**

喫煙禁止場所で喫煙している者に対して、喫煙の中止または当該場所からの退出を命令できる（命令に違反した場合30万円以下の過料）。

▶ 特定保健用食品（健康増進法43条など）

● 特定用途表示

販売用の食品について、特別の用途に適する表示（特定用途表示）をする者は、内閣総理大臣の許可（内閣府令に基づき、消費者庁長官に許可の権限が委譲されている）を受けなければならない。

特定用途表示：乳児用、幼児用、妊産婦用、病者用、授乳婦用、嚥下困難者用、特定の保健の用途（特定保健用）

図7-1 ● 特別用途食品と保健機能食品

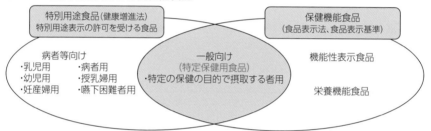

▶ 一次健康診断

一次健康診断は、労働安全衛生法などに基づき行われる職場の定期健康診断等をいう。健康増進法には規定されていない。

▶ 健康増進業（健康増進法19条の2など）

健康教育、健康相談、国民の健康の増進のために必要な事業をいう。具体的には、市町村による生活習慣相談等に係る事業、歯周疾患検診、骨粗鬆症検診、肝炎ウイルス検診、がん検診などがある。がん検診には、50歳以上の者（原則）に対して、胃がんの検診が、40歳以上の者に対して、肺がん、乳がん、大腸がんの検診が、20歳以上の者に対して、子宮頸がんの検診が、40歳および50歳の者に対して、総合がん検診が定められている。

 特定施設等に該当する具体的な場所、**機能性表示食品**、**栄養機能食品**

特定健康診査

Ⅲ-Ⅲ-10-A　生活習慣病の予防
特定健康診査、特定保健指導

問 65 特定健康診査について**誤っている**のはどれか。 ☆☆

1. 医療保険の保険者が実施する。
2. 検査項目にHDLコレステロールが含まれる。
3. 受診者全員に特定保健指導が行われる。
4. 生活習慣病を予防することが目的である。
5. 対象は40～74歳までの医療保険加入者である。

解説　特定健康診査とは、日本人の死亡原因の多くを占める生活習慣病の予防のために、40～74歳までの医療保険加入者を対象に、メタボリックシンドロームに着目した健診を行うものである。実施するのは医療保険者（健康保険組合や市町村など）である。

　生活習慣病とは、以前は成人病と言われた**脳卒中、がん、心臓病**などを、生活習慣という要素に着目して捉え直した用語である。またメタボリックシンドロームとは、**内臓脂肪型肥満に高血圧・高血糖・脂質代謝異常が組み合わさる**ことにより、心臓病や脳卒中といった生活習慣病になりやすい状態を指す。

3. 特定健康診査の結果、**生活習慣病の発症リスクが高い者**が選定され、その者に対して特定保健指導が行われる。食生活の改善・禁煙・運動などについて指導が実施される。リスクの高さに応じて、**動機付け支援、積極的支援**の二つの指導がある。

図7-2 ● 特定保健指導の大まかな流れ（特定保健指導対象者の選定）

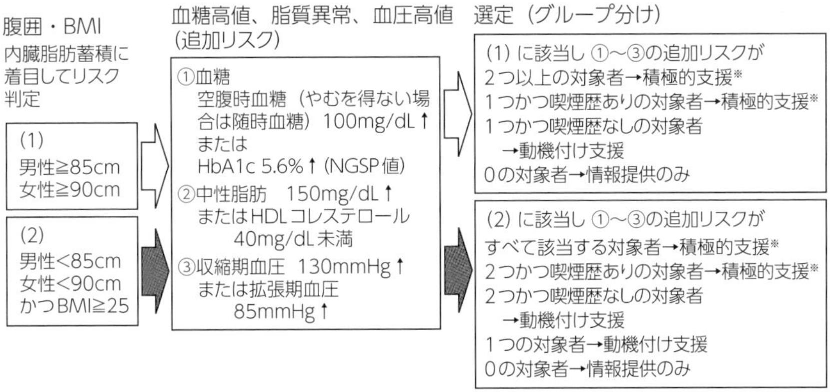

腹囲・BMI
内臓脂肪蓄積に
着目してリスク
判定

血糖高値、脂質異常、血圧高値
（追加リスク）

選定（グループ分け）

(1) 男性≧85cm 女性≧90cm	①血糖 　空腹時血糖（やむを得ない場合は随時血糖）100mg/dL↑ 　または 　HbA1c 5.6%↑（NGSP値） ②中性脂肪 150mg/dL↑ 　またはHDLコレステロール 　40mg/dL未満 ③収縮期血圧 130mmHg↑ 　または拡張期血圧 　85mmHg↑

(1) に該当し ①〜③の追加リスクが
2つ以上の対象者→積極的支援※
1つかつ喫煙歴ありの対象者→積極的支援※
1つかつ喫煙歴なしの対象者
　→動機付け支援
0の対象者→情報提供のみ

(2)
男性<85cm
女性<90cm
かつBMI≧25

(2) に該当し ①〜③の追加リスクが
すべて該当する対象者→積極的支援※
2つかつ喫煙歴ありの対象者→積極的支援※
2つかつ喫煙歴なしの対象者
　→動機付け支援
1つの対象者→動機付け支援
0の対象者→情報提供のみ

※65〜74歳までの者は、動機付け支援。(1)(2) いずれの場合も同じである。

答え. 3

問66 令和元年国民健康・栄養調査の身体状況・糖尿病に関する記述で、次のうち**誤っている**のはどれか。 ☆☆

1. 血清総コレステロール値240mg/dL以上の者の割合は、女性では有意に増加している。
2. 収縮期血圧の平均値は、男女とも有意に低下している。
3. 「糖尿病が強く疑われる者」の割合は、男女とも有意な増減はみられない。
4. 20歳代女性でやせの者の割合は約1/5を占める。
5. 肥満者の割合は、男女とも有意な増減はみられない。

解説 1. 血清総コレステロール値が240mg/dL以上の者の割合は、**男性12.9%、女性22.4%**である。この10年間でみると、**男性**では有意な増減はみられないが、**女性**では有意に増加している。血清non HDLコレステロール値の平均値は男女とも有意な増減はみられない。

2. 収縮期（最高）血圧の平均値は**男性132.0mmHg、女性126.5mmHg**である。また、収縮期（最高）血圧が140mmHg以上の者の割合は、男性29.9%、女性24.9%である。いずれも、この10年間でみると、**男女**とも有意に低下している。

3. 「糖尿病が強く疑われる者」の割合は**男性19.7%、女性10.8%**である。この10年間でみると、**男女**とも有意な増減はみられない。年齢階級別にみると、年齢が高い層でその割合が高い。

4. やせの者（BMI < 18.5）の割合は**男性3.9%、女性11.5%**であり、この10年間でみると、**男女**とも有意な増減はみられない。また、20歳代女性のやせの者の割合は20.7%である。65歳以上の高齢者の低栄養傾向の者（BMI ≦ 20）の割合は、男性12.4%、女性20.7%であり、この10年間でみると男女とも有意な増減はみられない。年齢階級別にみると、男女とも85歳以上でその割合が高い。

5. 肥満者（BMI ≧ 25）の割合は**男性33.0%、女性22.3%**であり、この10年間でみると、**女性**では有意な増減はみられないが、**男性**では平成25（2013）年から令和元（2019）年の間に有意に増加している。

平成25（2013）年度から平成34（2022）年度（平成35〈2023〉年度に延長された）までの「二十一世紀における第二次国民健康づくり運動（健康日本21（第二次））」に

答え. **5**

おいては、国民の健康の増進の総合的な推進を図るための基本的な方向（①健康寿命の延伸と健康格差の縮小、②生活習慣病の発症予防と重症化予防の徹底〈NCDの予防〉、③社会生活を営むために必要な機能の維持および向上、④健康を支え、守るための社会環境の整備、⑤栄養・食生活、身体活動・運動、休養、飲酒、喫煙および歯・口腔の健康に関する生活習慣および社会環境の改善）が示された。また、この基本的な方向には、実態の把握が可能な具体的目標が設定されていた。

■「健康日本21（第三次）」の目標

● 脂質（LDLコレステロール）高値の者の減少
　目標値：LDLコレステロール160mg/dL以上の者の割合をベースライン値から25％減少
● 高血圧の改善
　目標値：収縮期血圧の平均値をベースライン値から5mmHgの低下（令和14年度）
● 適正体重を維持している者の増加（肥満〈BMI≧25〉、若年女性のやせ〈BMI＜18.5〉、低栄養傾向の高齢者の減少）
　目標値：BMI 18.5以上25未満の者の割合を66％（令和14年度）

■ 自殺対策と「健康日本21（第三次）」

　自殺による死亡者数が高い水準で推移している状況を踏まえ、自殺対策基本法が平成18（2006）年に制定され、これに基づき、政府が推進すべき自殺対策の指針として自殺総合対策大綱が定められている。第二次自殺総合対策大綱（平成24〈2012〉年8月）では、自殺死亡率を平成28（2016）年までに平成17（2005）年（24.2）と比べて20％以上減少の目標値（19.4以下）を示した。第三次自殺総合対策大綱（平成29〈2017〉年7月）では、自殺死亡率を平成38（2026）年までに平成27（2015）年（18.5）と比べて30％以上減少の目標値（13.0以下）を示した。

　一方、健康日本21（第三次）では、基本的な方向の一つである「社会環境の質の向上」に関して、個人の行動と健康状態の改善を促し、健康寿命の延伸を図るとの考えを示した。「こころの健康」について、地域や職域等さまざまな場面で課題の解決につながる環境整備を行うことが重要であり、このため、メンタルヘルス対策に取り組む事業場や心のサポーターに関する目標を設定した。また、自殺対策基本法において、毎年3月が自殺対策強化月間とされている。

> **プラスα** 低栄養傾向の者の割合、健康日本21（第三次）の具体的な目標値

※「平成34年」「平成35年」「平成38年」は、それぞれ令和4年、令和5年、令和8年。

問 67　令和元年国民健康・栄養調査の記述で、次のうち**誤っ
ているの**はどれか。☆☆

1. 1日の平均睡眠時間は6時間以上7時間未満の割合が、男女とも
   最も高い。
2. 運動習慣のある者の割合は、女性では30歳代が最も高い。
3. 受動喫煙の機会を有する者の場所別の割合は、有意に減少してい
   る。
4. 食塩摂取量の平均値は、男女とも「健康日本21（第三次）」の目
   標値より高い。
5. 生活習慣病のリスクを高める量を飲酒している者の割合は、女性
   では有意に増加している。

解説　1. 1日の平均睡眠時間は**6時間以上7時間未満**の割合が最も高く、**男性
32.7%、女性36.2%**である。

2. 運動習慣のある者の割合は、**男性で33.4%、女性で25.1%**である。この10年間、
男性では**有意な増減はなく**、**女性**では**有意に減少している**。年齢階級別に調査結果を
みると、運動習慣のある者の割合は、**最も低いのは男性では40歳代（18.5%）、女性
では30歳代（9.4%）**である。

3. 習慣的に喫煙している者の割合は16.7%で、**男性は27.1%、女性は7.6%**である。

図7-3 ● 運動習慣のある者の割合（20歳以上、性・年齢階級別）

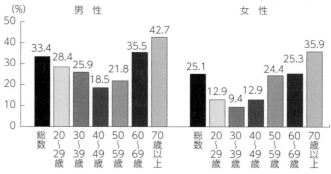

厚生労働省. 令和元年国民健康・栄養調査結果の概要. 2020. 一部改変.

答え. 2

この10年間で、いずれも**有意に減少している**。また、受動喫煙の機会を有する者の場所別（飲食店、職場、遊技場など）の割合は、平成15（2003）年以降、すべての場所で**有意に減少している**。

4. 「健康日本21（第三次）」の食塩摂取量の目標値は1日当たり7gである。一方、1日の食塩摂取量の平均値は**男性10.9g、女性9.3g**である。年齢階級別にみると、男女とも60歳代で最も高い。

図7-4 ● 食塩摂取量の平均値の年次推移（20歳以上）

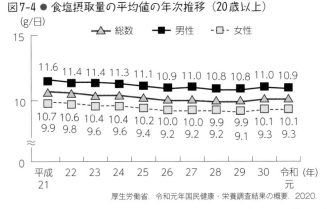

厚生労働省. 令和元年国民健康・栄養調査結果の概要. 2020.

5. 生活習慣病のリスクを高める量を飲酒している者の割合は、**男性14.9%、女性9.1%**である。平成22（2010）年からの推移でみると、**男性では有意な増減はなく、女性では有意に増加している**。年齢階級別にみると、その割合は男性では40歳代（21.0%）、女性では50歳代（16.8%）が最も高い。

▶ 生活習慣改善の意思についての状況

　令和元年国民健康・栄養調査では、食習慣改善の意思については、「関心はあるが改善するつもりはない」者の割合が男女とも最も高く、男性24.6%、女性25.0%である。

　運動習慣改善の意思については、「関心はあるが改善するつもりはない」者の割合が男女とも最も高く、男性23.9%、女性26.3%である。

※質問の選択肢は「改善することに関心がない」「関心はあるが改善するつもりはない」「改善するつもりである（概ね6カ月以内）」「近いうちに（概ね1カ月以内）改善するつもりである」「既に改善に取り組んでいる（6カ月未満）」「既に改善に取り組んでいる（6カ月以上）」「食（運動）習慣に問題はないため改善する必要はない」の七つ。

> **プラスα**　睡眠の質の状況、歩数の状況、野菜摂取量の状況、性・年齢階級別「生活習慣病のリスクを高める量を飲酒している者」の割合、性・年齢階級別「現在習慣的に喫煙している者」の割合、禁煙意思の有無の状況、受動喫煙の機会のある場所

問 68 学校保健安全法に関する記述として**誤っている**のはどれか。　★☆

1. 文部科学大臣が定める学校環境衛生基準に照らして、学校の適切な環境の維持に努めなければならない。
2. 学校では児童生徒等の心身の健康に関する健康相談を行う。
3. 学校では毎学年定期に児童生徒等の健康診断を行わなければならない。
4. 都道府県教育委員会は、感染症に罹患している児童生徒等の出席を停止させることができる。

解説　1. 正しい。

●学校の適切な環境維持

　文部科学大臣：学校における換気、採光、照明、保温、清潔保持、環境衛生に係る事項について、**児童生徒等および職員の健康を保護する上で維持されることが望ましい基準（学校環境衛生基準）**を定める。

　学校の設置者：学校環境衛生基準に照らして、学校の適切な環境の維持に努めなければならない。

　校長：学校の環境衛生に関し適性を欠く事項がある場合には、遅滞なく改善措置をとる。改善措置がとれないときは、学校の設置者に対して、その旨を申し出る。

2. 正しい。
3. 正しい。

　学校保健安全法では、三つの健康診断を定めている。

●就学時の健康診断：翌学年の初めから学校に就学（翌年4月から小学校に入学）させるべき者の健康診断

●児童生徒等の健康診断：毎学年定期および必要があるときに行う児童生徒等（通信教育の学生を除く）に対する健康診断

●職員の健康診断：毎学年定期および必要があるときに行う学校の職員に対する健康診断

答え. **4**

4. 誤りである。

●校長：感染症に罹患している児童生徒等、罹患の疑いがある児童生徒等、罹患するおそれのある児童生徒等について、出席を停止させることができる。

●学校の設置者：感染症の予防上必要があるときは、臨時に、学校の全部または一部の休業を行うことができる（例：学級閉鎖、学年閉鎖、学校閉鎖など）。

表7-1 ● 学校において予防すべき感染症と出席停止

	感染症名	出席停止期間の基準
第一種	エボラ出血熱、クリミア・コンゴ出血熱、痘そう、南米出血熱、ペスト、マールブルグ病、ラッサ熱、急性灰白髄炎、ジフテリア、重症急性呼吸器症候群（病原体がベータコロナウイルス属SARSコロナウイルスに限る）、中東呼吸器症候群（病原体がベータコロナウイルス属MERSコロナウイルスに限る）、特定鳥インフルエンザ（病原体の血清亜型がH5N1とH7N9）	治癒
第二種	インフルエンザ（特定鳥インフルエンザ・新型インフルエンザ等感染症を除く）	発症後5日、かつ、解熱後2日経過
	百日咳	特有の咳が消失または5日間の薬物治療が終了
	麻疹（ましん）	解熱後3日経過
	流行性耳下腺炎	耳下腺等の腫脹発現後5日経過、かつ、全身状態が良好となるまで
	風疹（ふうしん）	発疹が消失するまで
	水痘	すべての発疹の痂皮（かひ）化するまで
	咽頭結膜熱	主要症状の消退後2日経過
	新型コロナウイルス感染症（COVID-19）	発症後5日、かつ、症状軽快後1日経過
	結核 髄膜炎菌性髄膜炎	医師（学校医を含む）において感染のおそれがないと認めるまで
第三種	コレラ、細菌性赤痢、腸管出血性大腸菌感染症、腸チフス、パラチフス、流行性角結膜炎、急性出血性結膜炎、その他の感染症	

プラスα　学校安全計画、危険等発生時対処要領

問69 ★☆

令和5（2023）年のがん対策推進基本計画（第4期）に関する記述として、正しいのはどれか。

1. 「誰一人取り残さないがん対策を推進し、全ての国民とがんの克服を目指す」ことを全体目標としている。
2. 健康増進法に基づき策定されている。
3. 「がん予防」と「がん医療」の2つを柱として、分野別目標を設定している。
4. がん対策推進基本計画（第4期）では、がん医療の均てん化は達成されたため、目標や施策に組み込まれていない。

 1. 正しい。がん対策推進基本計画（第4期）の実行期間は、「令和5（2023）年度から令和10（2028）年度までの6年」としている。

2. がん対策基本法に基づき、**政府**が策定しなければならない。

3. がん対策推進基本計画（第4期）では、「全体目標」、「分野別目標」、「個別目標」が示されている。分野別目標は、「がん予防」、「がん医療」、「がんとの共生」の三つの柱で設定されている。さらに分野別目標における現状・課題と取り組むべき施策を定め、これに対する個別目標を設定している。

4. がん診療連携拠点病院を中心とした医療提供体制の整備は進められたが、その一方で、地域間や医療機関間で進捗状況に差があることが指摘された。そこで、がん対策推進基本計画（第4期）では、この点について対策がとられている。

▌がん対策基本法

がん対策基本法は、主に、がん対策推進基本計画の策定、基本的施策、がん対策推進協議会について定めている。基本的施策には、①がんの予防・早期発見の推進、②がん医療の均てん化の促進、③がん研究の推進、④がん患者の就労継続や学習の両立、⑤国民に対するがんに関する教育の推進を定めている。

プラスα　がん対策推進基本計画（第4期）の分野別施策、分野別施策の個別目標

答え．**1**

直前チェック！ 7

下の重要語句について、知識が身に付いているか、確認してみよう！

☑ **健康増進法**（p.119）
国民健康・栄養調査　受動喫煙　特定用途表示

☑ **特定健康診査**（p.121）
特定保健指導　40～74歳までの医療保険加入者　生活習慣病　メタボリックシンドローム
BMI　腹囲　血糖高値　血圧高値　脂質異常　喫煙歴

☑ **国民健康・栄養調査①**（p.122）
肥満者の割合　やせの者の割合　「糖尿病が強く疑われる者」の割合　収縮期血圧の平均値
血清non HDL コレステロールの平均値　血清総コレステロールの平均値

☑ **国民健康・栄養調査②**（p.124）
「健康日本21（第三次）」の目標：食塩摂取量の減少　喫煙率の減少　20歳未満の者の喫煙を
なくす　妊娠中の喫煙をなくす　生活習慣病のリスクを高める量を飲酒している者の減少
睡眠時間が十分確保できている者の増加　適正体重を維持している者の増加　運動習慣者の
増加

☑ **学校保健**（p.126）
学校環境衛生基準　健康相談　健康診断　出席停止　臨時休業　感染症の種類　出席停止期
間の基準

☑ **がん対策**（p.128）
がん対策基本法　がん対策推進基本計画　がん対策推進基本計画の策定者　がん診療連携拠
点病院

正文集

- ●健やか親子21（第2次）の基盤課題B（学童期・思春期から成人期に向けた保健対策）における指標となっているものに、十代の〔喫煙率〕と、十代の〔自殺死亡率〕がある。
　（109回午後89問）
- ●がん診療連携拠点病院に設置されている「がん相談支援センター」の業務に、がんについての〔情報提供〕がある。（108回午前46問）
※穴埋め問題のイメージで繰り返し読んで重要用語を覚え、さらには自己学習につなげよう。

8 感染症対策

感染症法①

問 70 感染症法に関する記述として**誤っている**のはどれか。 ★★

1. 感染症の患者等の人権は尊重されなければならない。
2. 感染症の情報を公表する場合は，個人情報の保護に留意する必要がある。
3. 都道府県は，基本指針に即した予防計画を定めなければならない 。
4. 感染症患者等の入院などの措置は、必要な最大限度のものでなければならない。
5. 医療関係者には、感染症予防の施策に協力して、予防に寄与する努力義務がある。

解説 感染症法（感染症の予防及び感染症の患者に対する医療に関する法律）は、感染症の発生予防・まん延の防止を図るための**感染症の予防・感染症の患者に対する医療**に関して、必要な措置を定めている。

1. 感染症の発生予防・まん延防止を目的として国・地方公共団体が講ずる施策は、以下を基本理念としている。

　①国際的動向を踏まえたものであること

　②保健医療を取り巻く環境の変化、国際交流の進展などに即応したものであること

　③新感染症などの感染症に迅速・適確に対応できるものであること

　④**感染症の患者などが置かれている状況を深く認識**したものであること

　⑤**感染症の患者などの人権を尊重**したものであること

　⑥総合的・計画的に推進されること

2. 厚生労働大臣や都道府県知事が、収集した感染症に関する届出などの情報を公表し、協力要請に必要な情報を市町村長に提供するに当たっては、**個人情報の保護に留意**しなければならない。

3. **厚生労働大臣**と**都道府県**は、それぞれp.131 表8-1の**基本指針**と**予防計画**を定めて公表する。

答え. 4

また、**厚生労働大臣**は、**特定感染症予防指針**を作成して公表する。特定感染症予防指針の対象となる感染症は、特に総合的に予防のための施策を推進する必要があるものを厚生労働省令で定めている。

表8-1 ● 感染症に対する指針と計画

作成・公表者	指　針	内　容
厚生労働大臣	基本指針	感染症の予防の総合的な推進を図るための基本的な指針
	特定感染症予防指針	感染症の原因究明・発生予防・まん延の防止、医療の提供、研究開発の推進、国際的な連携、感染症に応じた予防の総合的な推進を図るための指針 ※特に総合的に予防のための施策を推進する必要がある感染症に関して定める。
都道府県	予防計画 (基本指針に即したもの)	感染症の予防のための施策の実施に関する計画

4. 就業制限その他の措置（検体の採取など・健康診断・就業制限・入院・移送）は、感染症を公衆にまん延させるおそれ、感染症にかかった場合の病状の程度、その他の事情に照らして、感染症の発生予防・まん延防止のための**必要な最小限度のもの**でなければならない。

5. 医師などの医療関係者には、以下のことが求められる。

①国・地方公共団体が講ずる感染症の予防に関する施策に協力し、予防に寄与するよう努める

②**感染症の患者等が置かれている状況を深く認識し、良質かつ適切な医療を行う**

③医療について適切な説明を行い、患者等の理解を得るよう努める

プラス**α**　感染症法の前文、医療関係者の責務、基本指針・予防計画、情報の公開

感染症法②

★★

問 71　感染症法に関する記述として**誤っている**のはどれか。

1. 新型インフルエンザ等感染症には、新型コロナウイルス感染症が含まれる。
2. 指定感染症は、1年以内の期間に限定して指定される。
3. 後天性免疫不全症候群・性器クラミジア感染症・梅毒・麻疹は、五類感染症である。
4. コレラ・細菌性赤痢・腸管出血性大腸菌感染症は、二類感染症である。

解説　感染症法の対象となる感染症は、**一類～五類感染症・新型インフルエンザ等感染症・指定感染症・新感染症**に分類される。

4. コレラ、細菌性赤痢、腸管出血性大腸菌感染症、腸チフス、パラチフスは、三類感染症である。

表8-2 ● 感染症の分類

一類感染症	エボラ出血熱、クリミア・コンゴ出血熱、痘そう、南米出血熱、ペスト、マールブルグ病、ラッサ熱
二類感染症	急性灰白髄炎、結核、ジフテリア、重症急性呼吸器症候群（SARSコロナウイルスのみ）、鳥インフルエンザ（H5N1、H7N9のみ）、中東呼吸器症候群（MERSコロナウイルスのみ）
三類感染症	コレラ、細菌性赤痢、腸管出血性大腸菌感染症、腸チフス、パラチフス
四類感染症	E型肝炎、A型肝炎、黄熱、Q熱、狂犬病、炭疽（たんそ）、鳥インフルエンザ（H5N1・H7N9以外）、ボツリヌス症、マラリア、野兎（やと）病など、動物・動物の死体・飲食物・衣類・寝具などの物を介して人に感染し、国民の健康に影響を与えるおそれがあるとして政令で定める既知の感染性の疾病
五類感染症	インフルエンザ（鳥・新型インフルエンザ等感染症以外）、ウイルス性肝炎（E型、A型以外）、クリプトスポリジウム症、後天性免疫不全症候群、性器クラミジア感染症、梅毒、麻しん、メチシリン耐性黄色ブドウ球菌感染症など、国民の健康に影響を与えるおそれがあるとして厚生労働省令で定める既知の感染性の疾病（四類感染症以外）
新型インフルエンザ等感染症	新型インフルエンザ、再興型インフルエンザ、新型コロナウイルス感染症、再興型コロナウイルス感染症 ※ウイルスを病原体とするインフルエンザ・コロナウイルスで、新たに人から人に伝染する能力を有することとなったため一般に国民が感染症に対する免疫を獲得していないことから、または、かつて世界的規模で流行してその後流行することなく長期間経過して再興したために現在の国民の大部分が感染症に対する免疫を獲得していないことから、感染症の全国的・急速なまん延により国民の生命・健康に重大な影響を与えるおそれがあると認められる感染性の疾病。

答え．4

指定感染症	一類〜三類・新型インフルエンザ等感染症以外の既知の感染性の疾患で、一類〜三類・新型インフルエンザ等感染症に準じた対応が必要なものとして政令で指定された感染症 ※1年以内の期間に限定して指定（延長を含めて最長2年）。
新感染症	人から人に伝染すると認められる疾病で、既知の感染性の疾病と病状・治療の結果が明らかに異なり、疾病にかかった場合の病状の程度が重篤であり、かつ、疾病のまん延によって国民の生命・健康に重大な影響を与えるおそれがあると認められるもの

COLUMN　ウェブサイト上の感染症情報

　感染症に関しては厚生労働省などがウェブサイト上で次のような情報を公開している（令和6年5月1日時点）。最近の状況を知るのに役立つものが多い。

● **感染症発生動向調査について**

https://www.mhlw.go.jp/stf/seisakunitsuite/bunya/0000115283.html

　感染症の発生情報の正確な把握と分析、その結果の国民や医療機関への迅速な提供により、感染症への有効かつ的確な対策を図り、感染症の発生およびまん延防止を目的としている。

● **感染症の予防の総合的な推進を図るための基本的な指針**

https://www.mhlw.go.jp/content/10906000/001092904.pdf

https://www.mhlw.go.jp/content/001102407.pdf

　感染症の予防推進の基本的な方向として、国および地方公共団体の果たすべき役割、医師などの果たすべき役割、人権尊重などについて記されている。

　令和4（2022）年の「感染症の予防及び感染症の患者に対する医療に関する法律等の一部を改正する法律」の公布に伴い、改正された。

● **FORTH｜厚生労働省検疫所**

https://www.forth.go.jp/index.html

海外感染症発生情報などについて公開している。

● **国立感染症研究所**

https://www.niid.go.jp/niid/ja/from-idsc.html

感染症情報・トピックスや予防接種情報について公開している。

● **文部科学省　その他災害等関連情報**

https://www.mext.go.jp/a_menu/sonotajisin/index.htm

　地震や台風に関する情報とともに、学校における感染症への対応も掲載されることがある（例「新型コロナウイルスに関連した感染症対策に関する対応について」など）。

プラスα　感染症（一類〜五類感染症・新型インフルエンザ等感染症・指定感染症・新感染症）、感染の様式（空気感染・飛沫感染・接触感染・経口感染）

問 72 ★★

感染症法に関する記述として**誤っている**のはどれか。

1. 結核の疑似症患者は感染症患者として扱われる。
2. 結核指定医療機関には、都道府県知事が指定した薬局も含まれる。
3. 新型インフルエンザ等感染症の無症状病原体保有者は、感染症患者として扱われる。
4. 新感染症の所見がある者は、都道府県知事が指定した特定感染症指定医療機関に入院させる。

 解説　1. 疑似症患者は、感染症の疑似症を呈している者である。感染症患者として取り扱われるのは、

①一類感染症の疑似症患者

②政令で指定された二類感染症（結核・重症急性呼吸器症候群〈SARSコロナウイルスのみ〉・中東呼吸器症候群〈MERSコロナウイルスのみ〉・鳥インフルエンザ〈H5N1・H7N9のみ〉）の疑似症患者

③新型インフルエンザ等感染症にかかっていると疑うに足りる正当な理由のある疑似症患者

である。

2. 結核指定医療機関は、結核患者に対する適正な医療を担当させる医療機関として都道府県知事が指定した病院・診療所・薬局である。

3. 無症状病原体保有者は、感染症の病原体を保有しているが、その感染症の症状を呈していない者である。一類感染症・新型インフルエンザ等感染症の無症状病原体保有者は感染症患者として取り扱われる。

4. 特定感染症指定医療機関は、新感染症の所見がある者、一類感染症・二類感染症・新型インフルエンザ等感染症の患者の入院を担当させる医療機関として、厚生労働大臣が指定した病院である。

※感染症指定医療機関：特定感染症指定医療機関・第一種感染症指定医療機関・第二種感染症指定医療機関・結核指定医療機関

答え. **4**

表8-3 ● 感染症指定医療機関

名　称	定　義	該当施設	指　定
特定感染症 指定医療機関	新感染症の所見がある者、一類感染症・二類感染症・新型インフルエンザ等感染症の患者の入院を担当する医療機関	病　院	厚生労働大臣
第一種感染症 指定医療機関	一類感染症・二類感染・新型インフルエンザ等感染症の患者の入院を担当する医療機関		都道府県知事
第二種感染症 指定医療機関	二類感染症・新型インフルエンザ等感染症の患者の入院を担当する医療機関		
結核指定医療機関	結核患者に対する適正な医療を担当する医療機関	病院・診療所、薬局	

表8-4 ● 年次別・年齢階級別、新登録結核患者数

（　）内は構成比

区　分	2020年	2021年	2022年
総　数	12,739 (100.0)	11,519 (100.0)	10,235 (100)
0〜4歳	27 (0.2)	14 (0.1)	21 (0.2)
5〜9歳	9 (0.1)	5 (0.0)	8 (0.1)
10〜14歳	16 (0.1)	10 (0.1)	6 (0.1)
15〜19歳	75 (0.6)	98 (0.9)	71 (0.7)
20〜29歳	1,027 (8.1)	930 (8.1)	777 (7.6)
30〜39歳	686 (5.4)	597 (5.2)	503 (4.9)
40〜49歳	741 (5.8)	640 (5.6)	546 (5.3)
50〜59歳	924 (7.3)	841 (7.3)	733 (7.2)
60〜69歳	1,262 (9.9)	1,070 (9.3)	921 (9.0)
70〜79歳	2,547 (20.2)	2,241 (19.5)	2,066 (20.2)
80〜89歳	3,686 (28.9)	3,440 (29.9)	3,159 (30.9)
90歳以上	1,739 (13.7)	1,633 (14.2)	1,424 (13.9)

厚生労働省. 2022年結核登録者情報調査年報集計結果. 2023. より一部抜粋.

プラスα　感染症指定医療機関の種類・定義、疑似症患者・無症状病原体保有者の取り扱い、感染症法の中の結核の規定

感染症法④

★★

問 **73** 感染症を診断した医師の届出に関する記述として、**誤っ**
ているのはどれか。

1. 届出先は都道府県知事である。

2. 侵襲性髄膜炎菌感染症・風疹・麻疹は、直ちに届け出る。

3. 一類〜四類感染症の患者と無症状病原体保有者は、直ちに届け出る。

4. 後天性免疫不全症候群・梅毒の無症状病原体保有者は、7日以内
に届け出る。

 1. 所定の感染症である者を診断した医師は、年齢などの所定事項につい
て、最寄りの保健所長を経由して都道府県知事に届け出る。

表8-5 ● 医師の届出を必要とする主な感染症

感染症	対象	届出期間
一類感染症〜四類感染症	患者、無症状病原体保有者	直ちに
厚生労働省令で定める五類感染症	・以下の3感染症の患者 　侵襲性髄膜炎菌感染症、風しん、麻しん	
新型インフルエンザ等感染症	患者、無症状病原体保有者	
新感染症	かかっていると疑われる者	
厚生労働省令で定める五類感染症	・以下の21感染症の患者 　アメーバ赤痢、ウイルス性肝炎（E型・A型以外）、カルバペネム耐性腸内細菌科細菌感染症、急性弛緩性麻痺（急性灰白髄炎以外で患者が15歳未満のもの）、急性脳炎（ウエストナイル脳炎、西部ウマ脳炎、ダニ媒介脳炎、東部ウマ脳炎、日本脳炎、ベネズエラウマ脳炎、リフトバレー熱以外）、クリプトスポリジウム症、クロイツフェルト・ヤコブ病、劇症型溶血性レンサ球菌感染症、後天性免疫不全症候群、ジアルジア症、侵襲性インフルエンザ菌感染症、侵襲性肺炎球菌感染症、水痘（入院を要するものだけ）、先天性風しん症候群、梅毒、播種性クリプトコックス症、破傷風、バンコマイシン耐性黄色ブドウ球菌感染症、バンコマイシン耐性腸球菌感染症、百日咳、薬剤耐性アシネトバクター感染症	7日以内
	・以下の2感染症の無症状病原体保有者 　後天性免疫不全症候群、梅毒	

 医師の届出の対象と届出期間、指定届出機関、全数届出、定点届出

答え．**1**

感染症法⑤

問 **74**　感染症法に関する記述として**誤っている**のはどれか。　★★

1. 勧告入院の期間は、72時間を超えてはならない。
2. 一類感染症のまん延防止のため緊急の必要がある場合には、交通を制限できる。
3. 新型インフルエンザ等感染症の病原体に汚染された死体は、火葬しなければならない。
4. 三類感染症については、健康診断の受診勧告ができる。
5. 厚生労働大臣は、感染症をまん延させる虞れのある業務に従事する者の就業を制限できる。

解 説　1. 都道府県知事は、**一類感染症・二類感染症・新型インフルエンザ等感染症**のまん延防止に必要があるときは表8-6の入院措置を講じることができる。

表8-6 ● 入院措置

措置を講じる者	都道府県知事	
対　象	一類感染症・二類感染症・新型インフルエンザ等感染症の患者	一類感染症・二類感染症・新型インフルエンザ等感染症で入院している患者（感染症のまん延防止のために必要と認めるとき）
措置内容	・感染症指定医療機関への入院を勧告できる。 ・勧告に従わないときには入院させることができる。	・10日以内（結核患者は30日以内）の期間を定めて入院を勧告できる。 ・勧告に従わないときには10日以内（結核患者は30日以内）の入院をさせることができる。
留意事項	・入院期間は、72時間を超えてはならない。 ・入院勧告の場合、患者やその保護者に適切な説明を行い、理解を得るよう努めなければならない。	・患者やその保護者に適切な説明を行い、理解を得るよう努めなければならない。 ・都道府県知事が指定する職員に対して、患者やその保護者が意見を述べる機会を与えなければならない。

※都道府県知事は、いずれの場合も、勧告による入院患者が**病原体を保有していないと確認されたとき**は、患者を退院させなければならない。

2. 都道府県知事は、一類感染症の病原体に汚染・汚染された疑いがある建物について、p.138表8-7の措置を行うことができる。

3. 都道府県知事は、一類感染症〜四類感染症・新型インフルエンザ等感染症については、発生・まん延を防止する必要がある場合、p.138表8-8の措置を命ずることができる。

答え. **5**

表8-7 ● 建物に係る措置

措置を講じる者	都道府県知事	
該当する場合	一類感染症のまん延防止の必要がある場合	一類感染症のまん延防止のため、緊急の必要があると認める場合
対象	病原体に汚染・汚染された疑いがある建物	患者がいる場所や病原体に汚染・汚染された疑いがある場所
措置内容	期間を定めて、建物への立ち入り制限・禁止ができる。 ※消毒での対応・処理が難しいときの処置。	72時間以内の期間を定めて、その場所の交通を制限・遮断することができる。 ※消毒での対応・処理が難しいときの処置で、政令で定める基準に従って行う。

表8-8 ● 消毒・死体の移動制限等

措置を講じる者	都道府県知事		
措置を講じる場合	一類感染症～四類感染症・新型インフルエンザ等感染症のまん延の防止		
対象（病原体に汚染された・汚染された疑いがある対象）	場所	物	死体 （一類～三類・新型インフルエンザ等感染症が対象）
措置内容	消毒を命ずることができる。	移動の制限・禁止、消毒、廃棄などの措置を命ずることができる。	移動の制限・禁止を命ずることができ、火葬しなければならない。 ただし十分な消毒を行って都道府県知事の許可を受けたときは、埋葬できる。 ※墓地、埋葬等に関する法律の規定の例外として、24時間以内に火葬・埋葬できる。

4. 都道府県知事は、**一類感染症～三類感染症・新型インフルエンザ等感染症**のまん延防止のために、感染症にかかっていると疑うに足りる正当な理由のある者や保護者に対して、**医師の健康診断の受診**を勧告することができる。感染症にかかっている疑いのある者が健康診断の受診勧告に従わない場合、都道府県知事は、職員に健康診断を行わせることができる。

5. 都道府県知事は、**一類感染症の患者や二類感染症・三類感染症・新型インフルエンザ等感染症の患者・無症状病原体保有者**に関する医師等の届出を受けた場合、患者・無症状病原体保有者に届出内容などを書面により通知できる。通知を受けた者のうち、厚生労働省令で定める感染症を公衆にまん延させるおそれがある業務に従事する者は、感染症を公衆にまん延させるおそれがなくなるまで就業してはならない（就業制限）。

> **プラスα** 就業制限などの措置（検体の採取等・健康診断・就業制限・入院・移送・退院など）、消毒などの措置（消毒・死体の移動制限・建物の立ち入り制限・交通制限など）、新型インフルエンザ等感染症に対する措置（情報の公表、健康状態報告・外出制限への協力要請など）

予防接種法

☆☆

問75　予防接種法に関する記述として**誤っている**のはどれか。

1. 風疹、水痘は定期予防接種である。
2. A類疾病の定期接種の対象者は、予防接種を受けるよう努めなければならない。
3. A型肝炎の予防接種による健康被害は、予防接種健康被害者救済制度で救済される。
4. 予防接種を受ける者の健康状態が適当でない場合、予防接種を実施してはならない。

解説　予防接種法の目的は、**伝染のおそれがある疾病の発生・まん延を予防**するために、公衆衛生の見地から、予防接種の実施や必要な措置を講じて、国民の健康の保持に寄与し、**予防接種による健康被害の迅速な救済を図る**ことである。

1. 予防接種とは、**疾病に対して免疫の効果を得させるため、疾病の予防に有効であることが確認されているワクチンを、人体に注射・接種すること**である。予防接種には、予防接種法に基づいて行われる定期接種等（**定期接種・臨時接種・新臨時接種**）と、予防接種法の規定以外で行われる任意接種とがある。

2. 定期接種等のうち**A類疾病の定期接種**と特定B類疾病を除く臨時接種の対象者には、予防接種を受ける努力義務がある。

表8-9 ● 定期接種・臨時接種・新臨時接種

分　類	対象／実施する場合	指　定	指示者	実施者
定期接種	A類疾病・B類疾病のうち政令で定めるもの	市町村の区域内に居住する所定の者に対して、期日・期間を指定して行う	保健所長が指示	**市町村長が実施**
臨時接種	A類疾病・B類疾病のうち厚生労働大臣が定めたものの中で、まん延予防上緊急の必要が発生したとき	対象者、期日・期間を指定して行う	臨時に都道府県知事が指示	**市町村長が実施**（都道府県知事が実施する場合もある）
新臨時接種	A類疾病のうち、疾病の全国的・急速なまん延により国民の生命・健康に重大な影響を与えるおそれがあると認められると厚生労働大臣が定めるものの、まん延予防上緊急の必要があると認めるとき	対象者、期日・期間を指定して行う	臨時に厚生労働大臣が指示	都道府県知事・市町村長が実施

答え. 3

8
感染症対策

表8-10 ● 定期接種とＡ類疾病・Ｂ類疾病

	疾病の種類	接種による防衛対象	努力義務
A類疾病	ジフテリア、百日せき、急性灰白髄炎、麻しん、風しん、日本脳炎、破傷風、結核、Hib感染症、肺炎球菌感染症（小児がかかるもの）、ヒトパピローマウイルス感染症、新型インフルエンザ等感染症・指定感染症・新感染症のうち全国的・急速なまん延により国民の生命・健康に重大な影響を与えるおそれがあると認められる政令で定める疾病、人から人に伝染することによる発生・まん延の予防のためかかった場合の病状の程度が重篤・重篤になるおそれがあるために発生・まん延予防のために特に予防接種を行う必要があると認められる政令で定める疾病（痘そう〈天然痘〉・水痘・Ｂ型肝炎・ロタウイルス感染症）	社会防衛	あり
B類疾病	インフルエンザ、新型インフルエンザ等感染症・指定感染症・新感染症のうち政令で定める疾病、個人の発病・重症化を防止し、併せてこれによりそのまん延の予防に資するため特に予防接種を行う必要があると認められる疾病として政令で定める疾病（肺炎球菌感染症〈高齢者がかかるもの〉）	個人防衛	なし

3. 予防接種法の予防接種健康被害者救済制度の救済は、**接種期間の範囲内に受けた定期予防接種による健康被害が対象**である。**任意予防接種**や**対象期間外に受けた定期予防接種**による健康被害は、**独立行政法人医薬品医療機器総合機構法**に基づく**医薬品副作用被害救済制度**で救済される。流行性耳下腺炎・Ａ型肝炎・髄膜炎菌などの任意予防接種は、医薬品副作用被害救済制度の救済対象となる。

4. 市町村長・都道府県知事は、定期接種等の予防接種を行うに当たっては、問診・検温・診察により予防接種を受けようとする者の**健康状態を調べて、予防接種を受けることが適当でない者**に対して**予防接種を行ってはならない**。

　予防接種を受けることが適当でない者は、

①明らかな発熱を呈している者

②重篤な急性疾患にかかっていることが明らかな者

③予防接種の接種液の成分によってアナフィラキシーを呈したことがあることが明らかな者などである。

▐ 一次予防、二次予防、三次予防

　予防医学の用語で、特に生活習慣病などに対して、その発症を予防するために行うものを示す。段階に分けられており、一次予防は健康づくり、二次予防は疾病の早期発見・早期治療、三次予防は疾病の治療、重度化予防を示している。

> **プラスα** 予防接種の種類、予防接種の対象疾病・期間、ワクチン

表8-11 ● 予防接種スケジュール（定期接種）概要　　令和6年4月1日現在

	接種方法（標準的な接種方法）	出生時〜15歳	小学校・中学校〜	60〜85歳
肺炎球菌（13価結合型・15価結合型）	初回3回接種／追加1回接種			
B型肝炎（水平感染予防）	初回2回接種／追加1回接種			
ロタウイルス 1価・5価	2回経口接種			
	3回経口接種			
DPT-IPV-Hib※	初回3回接種／追加1回接種		1期	
DPT-IPV, DPT, IPV Hib	初回3回接種／追加1回接種	Hib	DPT-IPV, DPT, IPV	
DT	2期として1回接種		2期	
BCG	1回接種			
麻疹（はしか）・風疹混合：MR	1期1回接種／2期1回接種	1期	2期	
水痘（みずぼうそう）	3カ月以上あけて2回接種			
日本脳炎	1期初回2回・追加1回接種／2期1回接種	1期	2期	
HPV（ヒトパピローマウイルス）2価・4価・9価	3回接種（9価：9歳以上15歳未満の女性は2回接種）		2価・4価／9価	
インフルエンザ	毎年1回接種			
肺炎球菌（23価莢膜ポリサッカライド）	1回接種			

左端分類：定期接種（A類疾病、B類疾病）

■ 標準的な接種期間　□ 接種対象期間　↓ 接種時期の例

※ D：ジフテリア、P：百日せき、T：破傷風、IPV：不活化ポリオ、Hib：インフルエンザ菌b型をそれぞれ示す。
　第1期はDPT-IPV-Hib、DPT-IPVとHib、DPTとIPVとHibから選択可能。原則として同一種類のワクチンを接種。

COLUMN　感染症法上の新型コロナウイルス感染症の位置付け

　新型コロナウイルス感染症（COVID-19）は、新型インフルエンザ等感染症として感染症法の2類相当とされていたが、令和5年5月8日から5類感染症へ変更された。従前は、患者への外出自粛要請や勧告入院に対する外来・入院医療費の自己負担分を、公費で負担し、また、市町村が支払った予防接種の費用を、国が負担していた。変更後は、外来・入院医療費などが、原則として自己負担となった。

★☆

問 76 学校保健安全法に関する記述として**誤っている**のはどれか。

1. 学校には、保健室を設け、学校医を置く。
2. 学校では、毎学年定期に児童生徒等の健康診断を行わなければならない。
3. 学校で発生した事故によって心理的外傷を受けた児童に必要な支援を行う。
4. 保健所長は感染症にかかっている疑いのある児童の出席を停止させることができる。

解説 学校保健安全法は、学校教育の円滑な実施・成果の確保に資するという目的のために、学校に在学する児童生徒等と職員の健康管理に必要な事項や、児童生徒等の安全確保のために学校での安全管理に必要な事項について定めている。

1. 学校には、健康診断・健康相談・保健指導・救急処置などの保健に関する措置を行うため、保健室を設ける。学校には、学校医を置く。

2. 学校では毎学年定期に**児童生徒等**（通信教育の学生以外）・**学校職員**の健康診断を行わなければならない。必要があるときは臨時の健康診断を行う。臨時の健康診断は、①感染症・食中毒の発生時、②風水害などによる感染症の発生のおそれのあるとき、③結核・寄生虫病などの疾病の有無について検査を行う必要のあるとき、などに行われる。**市・特別区・町村の教育委員会は翌学年の初めから小学校に就学**する市町村の区域内に住所を有する満6歳に達した者に健康診断を行わなければならない。

3. 学校は、事故などにより児童生徒等に危害が生じた場合、**心身の健康を回復させるために必要な支援**を行う。支援の対象は、事故等によって、心理的外傷その他の心身の健康に対する影響を受けた児童生徒等・その他の関係者も含む。その際、学校は、必要に応じて、学校の所在地域の医療機関等の関係機関との連携を図るよう努める。

4. 校長は、**感染症にかかっている・かかっている疑いがある・かかるおそれのある児童生徒等**に対して、政令で定める出席停止をさせることができる（出席停止）。**学校の設置者**は、感染症の予防上必要があるときは、臨時に、学校の全部・一部の休業を行うことができる（**臨時休業**）。p.127 表7-1参照のこと。

答え. **4**

感染対策②（検疫法）

問 **77** 検疫法に関する記述として**誤っている**のはどれか。 ☆☆

1. 一類感染症の病原体に感染したおそれのある者は、停留の措置がとられる。
2. 外国から来航した船舶や航空機の乗員乗客は、検疫後でなければ上陸できない。
3. 急性灰白髄炎は、検疫所での病原体保有検査の対象となり得る。
4. 検疫感染症は、感染症法の一類感染症・新型インフルエンザ等感染症のみである。

解説 検疫法の目的は、**国内に常在しない感染症の病原体が船舶・航空機を介して国内に侵入することの防止**や、船舶・航空機に関する感染症の予防に必要な措置を講ずることである。

検疫法の規定内容は、
①検疫の実施（質問、診察、検査、検疫感染症の発生・まん延防止の指示など）
②汚染船舶等の措置
③検疫感染症の感染者などの移送・入退院を含む隔離・停留の措置
④感染防止のための報告・協力・指示
⑤海外における検疫感染症の発生・予防方法についての情報の収集・提供など
である。

1. 感染症の病原体に感染したおそれのある者は、期間を定めて停留の措置がとられる。停留期間は、**感染症ごとの潜伏期間を考慮した所定の時間を超えてはならない**。停留されている者が、感染症の病原体を保有していないことが確認されたときは、直ちに停留を解かなければならない。

表8-12 ● 感染症と停留措置

一類感染症	・特定感染症指定医療機関・第一種感染症指定医療機関に入院を委託 ※緊急・やむを得ない理由があるときは、検疫所長が適当と認める病院・診療所への入院や、船舶長の同意を得て船舶内に収容して停留の措置を行うことも可能。
新型インフルエンザ等感染症	・特定感染症指定医療機関・第一種感染症指定医療機関・第二種感染症指定医療機関や検疫所長が適当と認める病院・診療所に入院を委託 ・宿泊施設の管理者の同意を得て宿泊施設内に収容して停留を行うことが可能 ・船舶の長の同意を得て船舶内に収容して停留を行うことが可能

答え．**4**

2. 外国から来航した船舶・航空機は、**検疫を受けて検疫済証・仮検疫済証の交付を受けた後**でなければ、船舶・航空機からの人の上陸、物の陸揚げ、検疫所長の指定場所から離れることや物の運び出しをすることができない。

3. 検疫所において、診察・病原体保有検査、予防接種や証明書の交付の対象となる検疫感染症以外の感染症は、表8-13のものである。

表8-13 ● 検査などの対象となる検疫感染症以外の感染症

急性灰白髄炎、細菌性赤痢、ジフテリア、腸チフス、パラチフス、腸管出血性大腸菌感染症、アメーバ赤痢、ウエストナイル熱、A型肝炎、黄熱、狂犬病、後天性免疫不全症候群、ジアルジア症、腎症候性出血熱、日本脳炎、破傷風、ハンタウイルス肺症候群、麻しん

※診察・病原体保有検査、予防接種、証明書の交付の対象となるもの。

4. 検疫の対象となる検疫感染症は、表8-14のものである。検疫感染症の患者には隔離の措置がとられる。緊急・やむを得ない理由があるときは、検疫所長が適当と認める病院・診療所に入院を委託できる。感染症の患者の入院などの隔離は、**合理的に必要と判断される限度**に限られる。

表8-14 ● 検疫感染症の種類

感染症法における**一類感染症**
感染症法における**新型インフルエンザ等感染症**
国内に常在しない感染症のうち、その病原体が国内に侵入することを防止するため、病原体の有無に関する検査が必要なものとして政令で定めるもの （ジカウイルス感染症・チクングニア熱・中東呼吸器症候群〈MERS コロナウイルスのみ〉・デング熱・鳥インフルエンザ〈H5N1・H7N9のみ〉・マラリア）

表8-15 ● 検疫感染症での患者の取り扱い

感染症	患者の取り扱い	隔離施設 （入院を委託する医療機関）
感染症法における**一類感染症**	疑似症患者・無症状病原体保有者も患者として扱われる	特定感染症指定医療機関 第一種感染症指定医療機関
感染症法における**新型インフルエンザ等感染症**	無症状病原体保有者・病原体に感染したおそれのある疑似症患者も患者として扱われる	特定感染症指定医療機関 第一種感染症指定医療機関 第二種感染症指定医療機関

> **プラスα** 検疫の対象となる検疫感染症、患者の隔離、病原体に感染したおそれのある者の停留、検疫感染症以外の感染症に対する診察等、新感染症に関する措置など、居宅等での待機や報告の指示

直前チェック！ 8

下の重要語句について、知識が身に付いているか、確認してみよう！

☑ 感染症法①（p.130）
感染症法の基本理念

☑ 感染症法②（p.132）
感染症の種類・対象疾病

☑ 感染症法③（p.134）
疑似症患者　無症状病原体保有者　感染症指定医療機関

☑ 感染症法④（p.136）
医師の届出

☑ 感染症法⑤（p.137）
健康診断の受診勧告　勧告入院　就業制限　消毒　死体の取り扱い

☑ 予防接種法（p.139）
A類・B類疾病　定期予防接種　任意予防接種　健康被害救済制度

☑ 感染対策①（学校保健安全法）（p.142）
健康診断　出席停止・臨時休業　学校医　保健室

☑ 感染対策②（検疫法）（p.143）
検疫法の目的　検疫感染症

COLUMN 「新興感染症」と「再興感染症」

　「新興感染症」とは、最近になって新しく出現した感染症の総称である。開発等により未知の病原体に遭遇する機会が増えた現代は、毎年のように新興感染症が出現している。人や物の移動が高速化・大量化したために病原体のまん延速度が速く、短期間で広範囲にまん延する可能性が高まっている。また、近い将来克服されると考えられていた、結核、マラリアなどの古くからある感染症の中で、再び流行する傾向が出ている感染症を「再興感染症」という。

労働基準法①

☆☆

問 78 労働基準法に関する記述として**誤っている**のはどれか。

1. 労働条件は、労働者に明示されなければならない。
2. 労働時間は、休憩時間を除いて週50時間を超えてはならない。
3. 労働条件は、労働者が人間らしい生活を営む必要を充たすものでなければならない。
4. 労働者は、1年間に所定日数の有給休暇の取得が保障されている。

解説 1. 労働契約を結ぶ際、使用者は賃金・労働時間等の労働条件を、労働者に対して明示しなければならない。

2. 労働基準法は、休憩時間を除いて、**1日8時間、週40時間**を超える労働をさせてはならないと定めている。**休憩時間**は、1日の労働時間が**6時間を超える場合は45分以上、8時間を超える場合は1時間以上**が、労働時間の途中に与えられなければならない。時間外・休日・深夜（午後10時から翌日午前5時まで）に労働した場合、所定の割り増し賃金を支払わなければならない。時間外労働の上限時間の原則は、**月45時間、年360時間**である。

> 労働基準法の基準は最低限

3. 労働条件は、労働者が人間らしい生活を営む必要を充たすものでなければならず、労働基準法が定める労働条件の基準は、**最低限のもの**となっている。

4. 年次有給休暇（年休・有給）は、所定の要件を満たすと労働者に**当然に生ずる**、法律によって保障された権利である。

▌ 労働基準法

労働者が人間らしい生活を営むために必要な最低限の労働条件の基準を定めた法律である。労働条件の差別的取り扱いの禁止、**男女同一賃金の原則**、強制労働の禁止、公民権行使の保障等の労働条件の原則を定めている。また、労働における**年少者・妊産婦等の保護**に関して規定している。

> **プラスα** 時間外・休日・深夜の割増賃金、フレックスタイム、高度プロフェッショナル制度、就業規則、年少者・妊産婦等の保護、労働基準監督署

答え. 2

労働基準法②

問 79 労働基準法に基づく女性労働者の保護の規定**でないの**はどれか。**2つ選べ。**

☆☆

1. 育児休業の取得
2. 育児時間の確保
3. 産前産後の休業
4. 健康診査のための時間確保
5. 妊産婦の危険有害業務の就業制限

解説 1. 育児休業は、育児・介護休業法（育児休業、介護休業等育児又は家族介護を行う労働者の福祉に関する法律）に規定がある。

4. 母子保健法による健康診査や保健指導のための**時間確保**を事業主に求める規定は、男女雇用機会均等法（雇用の分野における男女の均等な機会及び待遇の確保等に関する法律）にある。

表9-1 ● 労働者の母性保護関連の規定と根拠法

法　律	規定内容	対　象
労働基準法	産前休業、産後休業、育児時間、妊産婦の労働時間の制限、坑内業務の就業制限、危険有害業務の就業制限、生理休暇	女性労働者
育児介護休業法	育児休業、子の看護休暇、短時間勤務制度、所定外・時間外労働の制限	労働者
男女雇用機会均等法	妊娠中・出産後の健康管理に関する措置（健康診査・保健指導を受ける必要時間の確保、指導事項の遵守のための必要措置）、妊娠・出産などを理由とする不利益取り扱いの禁止	女性労働者

COLUMN　次世代育成支援対策推進法

　企業は、次世代育成支援対策推進法に基づき、労働者の仕事と子育てに関する**一般事業主行動計画**を策定し、一定の基準を満たすと、申請により厚生労働大臣の認定（**くるみん認定**）が受けられる。「不妊治療と仕事との両立」に取り組む企業を認定する「くるみんプラス」がある。

プラスα 労働関連法規と規定内容

9 労働環境

労働基準法③

問80 労働基準法に基づく女性労働者の保護に関する記述として、**誤っている**のはどれか。 ☆☆

1. 妊産婦を危険有害業務に就業させてはならない。
2. 産前休業は、6週間以内に出産予定の女性が請求できる。
3. 妊産婦から請求があった場合、時間外労働をさせてはならない。
4. 産後8週間を経過しない女性を就業させることは禁止されている。
5. 生後満1歳に達しない生児を育てる女性は、1日4回の育児時間を請求できる。

解説　1. 妊産婦は、重量物を取り扱う業務や有害ガスを発散する場所での業務など、妊娠・出産・哺育等に有害な業務に就かせてはならない（危険有害業務の**就業制限**）。労働基準法の**妊産婦**とは、**妊娠中の女性・産後1年を経過しない女性**である。

2. 6週間（多胎妊娠の場合は14週間）以内に出産予定の女性は、請求すれば、産前休業を取得することができる。

3. 妊産婦が請求した場合、労働基準法が定める労働時間（休憩時間を除く1日8時間・週40時間以上）を超える労働、時間外・休日の労働、深夜業をさせてはならない（妊産婦の請求による**労働時間の制限**）。**妊娠中の女性**が請求した場合、ほかの**軽易な業務**に転換させなければならない。

4. 労働基準法は、産後8週間を経過しない女性を就業させてはならないと規定している（産後休業）。例外として、**産後6週間を経過した女性からの請求**があった場合、**医師が支障がないと認めた業務**には、就かせることができる。

5. **生後満1年に達しない生児を育てる女性**は、休憩時間のほかに、1日2回おのおの少なくとも30分、育児のための時間を**請求**することができる。

プラスα　妊産婦の労働時間（時間外労働・休日労働・深夜業）、妊産婦等の坑内業務の就業制限、生理休暇

答え. 5

問81　労働安全衛生に関する記述として**誤っている**のはどれか。 ☆☆

1. 防止すべき労働災害に、業務に起因する疾病への罹患は含まれない。
2. 一定の時間外労働等を行った労働者には、医師の面接指導が行われる。
3. 事業者は、労働者に対してストレスチェックを実施しなければならない。
4. 事業者は、労働者の雇用時と年1回の定期健康診断を行わなければならない。
5. 常時50人以上の労働者を使用する事業場では、産業医を選任しなければならない。

解説　1. 労働安全衛生法は、労働災害を、「業務に起因して、労働者が負傷し、疾病にかかり、又は死亡すること」と定めている。防止すべき労働災害の中に、**職業病などの疾病が含まれる**。

2. 過労死対策の一環として、「一定の条件」に該当する時間外労働等が行われた場合、事業者には医師の面接指導を実施することが、労働者自身には面接指導を受けることが義務付けられている。「一定の条件」とは、時間外・休日労働が月80時間を超え、疲労の蓄積が認められる者が申し出た場合などである。

3. 事業者は、常時使用する労働者に対して、医師・保健師などによる、心理的な負担の程度を把握するための検査（ストレスチェック）を行わなければならない。1年以内ごとに1回、定期に行う義務があるが、使用する労働者が50人未満の事業場は努力義務である。検査の結果は直接労働者に通知する。面接指導の必要がある労働者が希望した場合、事業者は遅滞なく面接指導を行わなければならない。面接指導の申し出を理由とした不利益な取り扱いは禁止される。

4. 事業主は、**労働者を雇い入れた時と、1年以内ごとに定期的に1回**、健康診断を行わなければならない。放射線業務など所定の有害な業務に従事する者については特殊な健康診断を行う。健康診断の結果は労働者に通知しなければならない。異常所見があれば医師の意見を聴いて、必要に応じ就業場所の変更・作業の転換・労働時間の短縮など、適切な措置を講じなければならない。健康保持に努める必要がある労働者については、**医師・保健師による保健指導**を行うよう努めなければならない。

答え.　1

5. 常時50人以上の労働者を使用する事業場は、一定の要件を備えた医師の中から産業医を選任しなければならない。産業医は、健康診断、衛生教育、労働者の健康の保持・増進に関する健康管理などを行う。事業主はまた、**安全管理者**や**衛生管理者**を選任しなければならない。安全管理者は、安全に関する技術的事項を管理する。衛生管理者は、衛生に関する技術的事項を管理する。

> 健康診断は、労働衛生管理の健康管理に該当

▶ 労働安全衛生法

労働安全衛生法は、主に以下の二つを目的としている。
①労働災害防止のための対策等を推進し、職場での労働者の安全と健康を確保すること。
②快適な職場環境の形成を促進すること。
労働衛生の三管理といわれる、健康管理、作業管理、作業環境管理についても規定している。

▶ 業務上疾病発生状況

令和4（2022）年の業務上疾病の発生は165,495人（前年は28,071人、前々年は15,038人）。内訳は図9-1の通りで、新型コロナウイルス罹患（新型コロナウイルス感染症〈COVID-19〉の罹患）によるもの、次いで災害性腰痛が多い。

図9-1 ● 業務上疾病発生状況

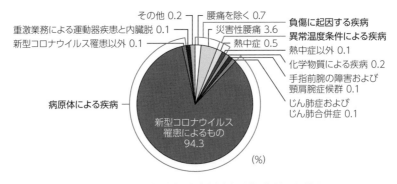

厚生労働省. 令和4年 業務上疾病発生状況等調査. より作成.

> **プラスα** 労働衛生の三管理の内容、特殊健康診断、面接指導、病者の就業禁止、健康管理手帳、トータル・ヘルスプロモーション・プラン、業務上の疾病

問 82

男女雇用機会均等法が事業主に求めるものとして**誤っているのはどれか。**

1. 妊娠中の女性労働者の健康管理に関する措置を講じる。
2. 出産後2年を経過しない女性労働者に対する解雇を無効とする。
3. 職場での性的な言動に対する雇用管理上の措置を講じる。
4. 雇用の分野における男女の均等な機会・待遇の確保を図る。

解説

1. 男女雇用機会均等法では、女性労働者を雇用している事業主に、妊娠中・出産後の健康管理に関連して、勤務時間の変更・勤務の軽減等の必要な措置を講ずることを求めている。妊娠中・出産後の健康管理に関する措置として、女性労働者が、母子保健法に規定のある①保健指導・健康診査を受けるために必要な時間の確保、②保健指導・健康診査に基づく医師・助産師による指導事項の遵守ができるよう定めている。

2. 男女雇用機会均等法は、婚姻・妊娠・出産を理由とする解雇や不当な取り扱いを禁止している。妊娠中や出産後1年を経過しない女性労働者に対する解雇を無効とする規定がある。

3. 職場での性的な言動や妊娠・出産などに関する言動に起因する問題について、労働者からの相談に応じて適切に対応するために必要な体制の整備など、雇用管理上の措置等を講ずることを、事業主に求めている（ハラスメント対策）。

4. 男女雇用機会均等法の目的の一つは雇用の分野における男女の均等な機会・待遇の確保を図ることである。事業主は労働者の募集・採用について性別にかかわりなく均等な機会を与えなければならない。労働者の配置・福利厚生・職種や雇用形態の変更・定年や労働契約の更新について、性別を理由に差別的取り扱いをしてはならない。

▶ 男女雇用機会均等法

男女雇用機会均等法は、主に以下の二つを目的としている。

①雇用の分野における男女の均等な機会・待遇の確保を図る。

②女性労働者の就業に関する、妊娠中・出産後の健康の確保等の措置を推進すること。

プラスα 男女共同参画社会、妊娠中・出産後の健康管理措置、ハラスメント防止対策、性的言動問題、妊娠・出産等言動問題、男女雇用機会均等推進者

答え. 2

9
労働環境

★☆

問 83 育児・介護休業法の規定に関する記述として**誤っているのはどれか。**

1. 育児休業を取得できるのは、2歳未満の子を養育する労働者である。

2. 短時間勤務制度の対象は、3歳未満の子を養育する労働者である。

3. 子の看護休暇を取得できるのは、小学校就学前の子を養育する労働者である。

4. 介護休業は、要介護状態にある対象家族を介護するための休業である。

5. 要介護状態の対象家族を2人以上もつ労働者は、介護休暇を年10日取得できる。

解説 1. **育児休業**は、1歳に**満たない子**を養育する労働者が、子が1歳に達する日までの期間、事業主に申し出ることによって取得できる（父母がともに育児休業を取得する場合は1歳2カ月までの子。二分割の取得が可能）。また**表9-2**のように休業期間を延長できる場合もある。さらに、男性の取得を促進するため、子の出生後8週間以内に4週間まで取得することができる**出生時育児休業**がある。

表9-2 ● 育児休業の延長

条　件	期　間
所定の事由がある場合	1歳から1歳6カ月まで延長
特別な事情がある場合 （子が1歳6カ月に達した時点で保育所に入所できない等）	2歳まで延長

　事業主には、①育児休業を取得しやすい雇用環境の整備、②本人・配偶者の妊娠・出産の申し出をした労働者に対する**個別の制度周知**と休業取得の**意向確認**の措置を講ずることが義務付けられている。常時雇用する労働者が1,000人を超える事業主は、育児休業の取得状況を年1回公表する義務がある。

答え．1

2．3歳に満たない子を養育する労働者については、短時間勤務制度（1日6時間）を設け、所定外労働の免除の措置を講じなければならない。**小学校就学の始期に達するまでの子を養育する労働者が請求した場合、制限時間（月24時間、年150時間）を超えた労働時間の延長や深夜業をさせてはならない。**要介護状態にある「対象家族」を介護する労働者が請求した場合も、所定外労働の免除や制限時間を超える労働時間の延長・深夜業をさせてはならない。「**対象家族**」とは、配偶者・父母・子・配偶者の父母を指す。

3．小学校就学の始期に達するまで（小学校就学前）の子を養育する労働者は、けがや病気にかかった子の世話などを行うため、子の看護休暇を取ることができる。

- ・小学校就学前の子が1人：年5日
- ・小学校就学前の子が2人以上：年10日

4．介護休業は、**常時介護を必要とする、つまり要介護状態の対象家族を介護するための休業**である。対象家族が要介護状態に至るごとに、通算93日を上限として、期間を明らかにして事業主に申し出ることによって取得できる（三分割の取得が可能）。

5．要介護状態にある対象家族の介護を行う労働者は、介護休暇を取得できる。

- ・対象家族が1人：年5日
- ・対象家族が2人以上：年10日

COLUMN　女性活躍推進法

女性活躍推進法（女性の職業生活における活躍の推進に関する法律）は、女性の職業生活における活躍の推進について、事業主に次のような責務を定めている。

①常時雇用する労働者が101人以上の事業主に対しては、一般事業主行動計画の策定・届出義務および自社の女性活躍に関する情報公表の義務付け、②常時雇用する労働者が301人以上の事業主に対しては、情報公表項目について、a）職業生活に関する機会の提供に関する実績、b）職業生活と家庭生活との両立に資する雇用環境の整備に関する実績の区分から1項目以上（合計2項目以上）の公表を、義務付けている。

また、女性の活躍推進に関する状況等が優良な事業主の認定制度に「えるぼし認定」があるが、より水準の高い特例認定制度として「プラチナえるぼし」認定がある。

プラスα　育児休業、出産時育児休業、介護休業、介護休暇、子の看護休暇、短時間勤務制度、事業主が講ずべき措置、育児休業等関係言動問題、職業家庭両立推進者

ハラスメント対策

問84 ☆☆

ハラスメント対策として事業主が講ずべき措置等に関する記述として**誤っている**のはどれか。

1. 厚生労働大臣は、事業主が講ずべき措置等に関して必要な指針を定める。

2. 事業主には、ハラスメント防止のための相談体制の整備をする義務がある。

3. 職場におけるハラスメント対策の対象者に、非正規雇用労働者は含まれない。

4. 事業主はハラスメントの相談等をした労働者に対して不利益な取り扱いをしてはならない。

解説　1. 国はハラスメントの解決を促進する措置を講ずるよう努め、事業主が講ずべき措置等に関して必要な指針は厚生労働大臣が定める。事業主は雇用管理上の措置を講ずる義務があり、研修の実施等の必要な配慮を行うなど国の講ずる措置に協力するよう努めなければならない。労働者はハラスメント問題に関する関心・理解を深めて言動に注意を払い、事業主の講ずる措置に協力するよう努めなければならない。

2. 事業主は、ハラスメント防止のための相談体制を整備するなどの**雇用管理上の措置**を講ずる義務がある。

3. 職場とは、事業主が雇用する労働者が**業務を遂行するすべての場所**を指し、出張先や業務で使用する車内など、労働者が通常就業している場所以外の場所も含まれる。労働者とは、**事業主が雇用するすべての労働者**をいい、パートタイム労働者や契約社員などの非正規雇用労働者も含まれる。セクシャルハラスメントについては、ほかの事業主が雇用する労働者等が行為者の場合であっても、事業主は雇用管理上の措置をとる義務がある。また、ほかの事業主から求められた場合、事業主は、雇用する労働者がセクシャルハラスメントを行った事実確認等の雇用管理上の措置への協力に応じるよう努めなければならない。

4. 事業主は、労働者がハラスメントの**相談を行ったこと**や雇用管理上の措置に協力して事実を述べたことを理由とする解雇や不利益な取り扱いをすることが禁止されている。

答え．**3**

表9-3 ● ハラスメントに関して事業主が講ずべき措置

事業主が講ずべき措置	事業主の方針の明確化と労働者への周知・啓発
	相談（苦情を含む）に応じ、適切に対応するために必要な体制の整備
	職場におけるハラスメントへの迅速かつ適切な対応 （事実確認、被害者に対する配慮措置、行為者に対する措置、再発防止措置）
	併せて講ずべき措置（プライバシー保護、不利益取り扱いの禁止等）

表9-4 ● 職場でのハラスメントと関連する法律

パワーハラスメント	セクシャルハラスメント	妊娠・出産・育児休業等に関するハラスメント	
優越的言動問題	性的言動問題	妊娠・出産等関係 言動問題	育児休業等関係 言動問題
①優越的な関係を背景とした言動であって、②業務上必要かつ相当な範囲を超えたものにより、③労働者の就業環境が害されること（身体的・精神的な苦痛を与えること） ※①～③をすべて満たすもの。	性的な言動に対する労働者の対応により、その労働者が労働条件につき不利益を受け、性的な言動により労働者の就業環境が害されること	女性労働者に対する、その女性労働者が妊娠・出産したこと、産前産後休業等の労働基準法に基づく妊娠・出産に関する請求等の利用に関する言動により、女性労働者の就業環境が害されること	労働者に対する育児休業・介護休業等の育児介護休業法に基づく制度や措置の利用に関する言動により、労働者の就業環境が害されること
※客観的にみて、業務上必要かつ相当な範囲で行われる適正な業務指示や指導は含まれない。	※他社の労働者等の社外の者が行為者の場合も、事業主は雇用管理上の措置（事実確認・再発防止への協力を求める）を講ずる義務がある。	※業務分担や安全配慮等の観点から、客観的にみて、業務上の必要性に基づく言動によるものは含まれない。 ※事業主は、ハラスメントの原因や背景となる要因を解消するための措置を講ずる義務がある。	
労働施策総合推進法 （労働施策の総合的な推進並びに労働者の雇用の安定及び職業生活の充実等に関する法律）	男女雇用機会均等法 （雇用の分野における男女の均等な機会及び待遇の確保等に関する法律）		育児介護休業法 （育児休業、介護休業等育児又は家族介護を行う労働者の福祉に関する法律）

障害者に対するハラスメント対策：障害者虐待防止法の使用者の障害者福祉施設従業者等による障害者虐待・使用者による障害虐待の防止等（p.79の「虐待対策②」の解説参照）。

プラスα　事業主・労働者の責務、事業主が講ずべき雇用管理上の措置、実施が望ましい取組、障害者福祉施設従業者等による障害者虐待・使用者による障害者虐待

下の重要語句について、知識が身に付いているか、確認してみよう！

☑ 労働基準法①（p.146）
労働条件の基本理念　労働時間　休憩時間　時間外・休日の労働

☑ 労働基準法②（p.147）
女性労働者の母性保護の規定と根拠法

☑ 労働基準法③（p.148）
産前・産後休業の取得期間　育児時間　妊産婦の労働時間の制限　危険有害業務の就業制限

☑ 労働安全衛生法（p.149）
労働衛生の三管理　産業医　ストレスチェック　健康診断

☑ 男女雇用機会均等法（p.151）
妊娠・出産を理由とする不利益取り扱いの禁止　健康管理措置

☑ 育児・介護休業法（p.152）
休業・休暇の種類・定義・対象　事業主が講ずべき措置（短時間勤務制度、所定外労働の制限など）

☑ ハラスメント対策（p.154）
ハラスメントの種類・定義　事業主が講ずべき雇用管理上の措置　労働者に対する不利益取り扱いの禁止

正文集

● 〔仕事と生活の調和（ワーク・ライフ・バランス）〕憲章が策定された年は、2007年である。
（107回午後4問）
● 〔トータル・ヘルスプロモーション・プラン〈THP〉〕で、事業場での健康測定が実施される。
（108回午前34問）
● 職業性疾病のうち〔情報機器〈VDT〉作業〕による健康障害に、視力障害がある。
（111回午後3問）
● 〔電離放射線を扱う作業〕では、健康障害として造血機能障害が起きるおそれがある。
（108回午前44問）
※穴埋め問題のイメージで繰り返し読んで重要用語を覚え、さらには自己学習につなげよう。

地域保健・災害対策

地域保健

問 85 ☆☆

地域保健に関する記述として正しいのはどれか。

1. 都道府県が保健所を設置する。
2. 市町村は市町村保健センターを設置しなければならない。
3. 市町村は、地域保健対策に係る人材確保の支援に関する計画を定めなければならない。
4. 地域包括ケアシステムは「高齢者の尊厳の保持と自立生活の支援の目的のもとで、可能な限り住み慣れた地域で、自分らしい暮らしを人生の最期まで続けることができるようにするための地域の包括的な支援・サービス提供体制」をいう。

解説 地域保健法は、①地域保健対策の推進に関する基本指針の策定、②保健所に関する事項（設置、事業など）、③市町村保健センターに関する事項（設置、事業など）、地域保健対策に係る人材確保の支援に関する計画（人材確保支援計画）の策定について定めている。

保健所や市町村保健センターについては以下のように定められている。

▶ 保健所の設置

●設置義務：都道府県、指定都市、中核市、政令で定める市、特別区

▶ 市町村保健センター

●設置：市町村は設置することができる。
●業務：健康相談、保健指導、健康診査、地域保健に関し必要な事業

▶ 人材確保支援計画

●計画：地域保健対策を円滑に実施するための人材の確保または資質の向上の支援に関する計画

答え. 4

●計画の策定：町村の申し出に基づき、都道府県は、人材確保支援計画を定めること
ができる。
●計画の内容
　・人材確保支援計画の対象となる町村
　・都道府県が実施する特定町村の地域保健対策を円滑に実施するための人材の確保
　　または資質の向上に資する事業の内容に関する事項
　・特定町村の地域保健対策を円滑に実施するための人材の確保または資質の向上の
　　基本的方針に関する事項

▌ 地域包括ケアシステム

　地域包括ケアシステムは、高齢者の尊厳の保
持と自立生活の支援の目的のもとで、可能な限
り住み慣れた地域で、自分らしい暮らしを人生
の最期まで続けることができるようにするため
の地域の包括的な支援・サービス提供体制であ
る。地域包括ケアシステムの構成要素を示すも
のとして、植木鉢をかたどった模式図が示され
ている。地域保健の一部は、地域包括ケアシス
テムの構成要素の一つと位置付けられている。

**図10-1 ● 地域包括ケアシステム
における構成要素**

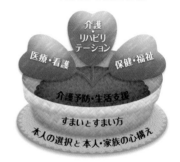

地域包括ケア研究会．地域包括ケアシステム
と地域マネジメント．地域包括ケアシステム
構築に向けた制度及びサービスのあり方に関
する研究事業．平成27年度厚生労働省老人
保健健康増進等事業．三菱UFJリサーチ＆
コンサルティング，2016.

プラスα　保健所の事業

★☆

問 86　災害対策基本法に関する記述として**誤っている**のはどれか。

1. 乳幼児は災害時の要配慮者に含まれない。
2. 災害拠点病院は、都道府県知事が指定する。
3. 防災計画に基づいた防災訓練の実施が災害予防責任者に義務付けられている。
4. 指定避難所の指定や避難所の生活環境の整備は、災害に備えて平時に行う。

解説　1. 災害時における要配慮者とは、高齢者・障害者・乳幼児などの**特に配慮を要する者**である。妊産婦・傷病者・難病患者等も含まれる。市町村長には、地域防災計画の定めに従い、①避難行動要支援者名簿を作成する義務や②本人の同意を得て避難行動要支援者ごとに実施する個別避難計画を作成する努力義務がある。名簿は、緊急時の安否確認や避難支援などに用いられる。

2. 災害拠点病院は、中央防災会議による防災基本計画に従って作成された厚生労働省防災業務計画に基づき、**平時に**、都道府県知事が指定する。災害時の拠点医療施設として以下の機能・役割を担う。

表10-1 ● 災害拠点病院の機能・役割

・災害時の患者受け入れ
・重症患者の救命医療
・災害派遣医療チーム（DMAT）の派遣
・医薬品・医療機材等の備蓄
・地域の医療施設の支援

3. 災害対策基本法では、防災予防責任者（災害予防責任者）に以下のことを求めている。

表10-2 ● 防災予防責任者の義務（災害対策基本法）

・防災教育の実施
・防災訓練
・防災に必要な物資・資材等の備蓄
・円滑な相互応援実施のために必要な措置
・物資供給事業者等の協力を得るために必要な措置

答え　1

4. 災害対策基本法では、災害に備えて平時に、指定避難所の指定や避難所の生活環境の整備などを行うことを要請している。**災害時の避難所の設置は、災害救助法で規定されている。**

災害対策基本法

　国土や国民の生命・身体・財産を災害から保護するために定められている。災害予防・災害応急対応・災害復旧などの必要な災害対策の基本を定めた法律である。

トリアージ

　トリアージとは、負傷者・患者の緊急度と重症度を選別し、治療の優先度を決定することである。災害現場でも多くの負傷者の重傷度を判定、すなわちトリアージを行い、優先順位をつけて搬送・治療を行う。

　トリアージの際に使わるのがトリアージタッグという識別票である。医師、看護師などが負傷者の体に取り付ける。基本的には右手首に装着するが、付けることができない場合を想定して、装着箇所の順位が決まっている。**右手→左手→右足→左足→首**の順である。また治療の優先順位が色分けで示される。

表10-3 ● トリアージタッグの治療優先度と色分け

治療 優先度	色	区分	分　類
第1位	赤	Ⅰ	最優先（緊急）治療群
第2位	黄	Ⅱ	待機的治療群
第3位	緑	Ⅲ	軽症群・保留群
第4位	黒	0	死亡群

図10-2 ● トリアージタッグ

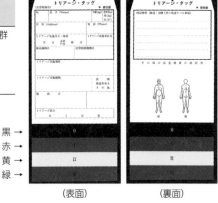

黒 →
赤 →
黄 →
緑 →

（表面）　　（裏面）

プラスα　防災計画（防災基本計画・防災業務計画・地域防災計画）、保健所の健康危機管理（平時対応・有事対応・事後対応）、災害派遣医療チーム（DMAT）、災害派遣精神医療チーム（DPAT）、トリアージ、トリアージタッグ

問 87　災害救助法に関する記述として**誤っている**のはどれか。　★☆

1. 救助には、埋葬が含まれる。
2. 救護班は、厚生労働大臣が派遣する。
3. 災害救助法に基づく医療には、看護が含まれる。
4. 福祉避難所は、災害時要配慮者を対象に開設される。

解説　1.　災害救助法による救助の内容は、**避難所・応急仮設住宅の設置、食料・飲料水の供給、生活必需品の給与・貸与、医療、助産、被災者の救出、埋葬**などである。救助は、主に都道府県知事の下に行う。

2.　救護班は、都道府県・市町村立の病院・診療所や日本赤十字社などの**医師、薬剤師、看護師等で編成**される。都道府県知事・日本赤十字社が派遣する。

3.　災害救助法に基づく**医療**は、災害のために医療を受けられなくなった者の応急的処置として、**災害発生の日から14日以内**に、**救護班が行う**。同じく災害救助法に基づく助産は、救護班、場合によっては助産師が行う。災害発生日の前後7日以内に分娩し、災害のために助産を受けることができなくなった者を対象とする。**助産は、分娩した日から7日以内**に行う。

表10-4 ● 救護班の行う医療・助産

医　療	診療、薬剤・治療材料の支給、処置・手術などの治療・施術、病院・診療所への収容、看護
助　産	分娩の介助、分娩前後の処置、脱脂綿・ガーゼ等の衛生材料の支給

4.　福祉避難所は、通常の避難生活では困難を来す災害時要配慮者を対象に、設置される避難所である。災害時要配慮者は、高齢者・障害者・乳幼児などの特に配慮を要する者を指し、**災害対策基本法**に定めがある。災害時要配慮者には、妊産婦、傷病者、難病患者なども含まれる。

▶ 災害救助法

　災害の発生や発生のおそれがある場合に、国が応急的に必要な救助を行って、被災者や被災者になるおそれのある者の保護・社会秩序の保全を図ることを目的とする。食料の供給や避難所の設置といった災害発生後の応急救助（応急的・一時的な救助）などが、主な規定内容である。

プラスα　避難所・福祉避難所の設置

答え.　2

10
地域保健・災害対策

直前チェック! 10

下の重要語句について、知識が身に付いているか、確認してみよう!

☑ 地域保健 （p.157）

保健所の設置義務　保健所の事業　市町村保健センターの設置　市町村保健センターの業務
地域保健法の人材確保支援計画　地域包括ケアシステム

☑ 災害対策基本法 （p.159）

災害拠点病院　要配慮者　避難行動要支援者名簿　トリアージ

☑ 災害救助法 （p.161）

災害救助　救助の種類・内容　救護班　避難所の設置　福祉避難所

11 環境対策

環境基本法　　　Ⅲ-Ⅲ-8-A　地球環境

問 88　環境基本法に基づいて定める環境基準でないのはどれか。 ☆☆

1. 騒　音
2. 大気の汚染
3. 水質の汚濁
4. 土壌の汚染
5. ダイオキシン類

解説 5. ダイオキシン類の環境基準は、ダイオキシン類対策特別措置法に基づいて定められている。

▶ 環境基本法

　環境保全の基本理念を定め、国・地方公共団体・事業者・国民の責務を明らかにし、**環境保全**に関する施策の基本事項を定めている。この法律の目的は、環境保全に関する施策を総合的・計画的に推進することによる、現在・将来の国民の健康で文化的な生活の確保への寄与、人類の福祉への貢献である。政府は**環境基本計画**や環境基準（大気汚染・水質汚濁・土壌汚染・騒音）を定めて、有害物質の排出規制などの規制措置や環境保全事業の推進などの施策を実施する。

▶ 公害

　環境基準法が定める公害は、**事業活動等の人の活動に伴って相当の範囲にわたって生じた、健康・生活環境に係る被害を及ぼ**すもの、環境の保全上の支障のことである。表11-1の七つのものがあるとされている。

表11-1 ● 環境基準法が定める公害

公害の種類	・大気汚染　・水質汚濁　・土壌汚染　・騒音　・振動　・地盤沈下　・悪臭

プラスα　環境基準の内容、公害の主な原因（大気汚染、水質汚濁、悪臭、土壌汚染）、公害病の地域・原因、環境基本法の目的、ダイオキシン類対策特別措置法、地球環境の保全

答え．5

☆☆

問 89 廃棄物処理法に基づく記述として**誤っている**のはどれか。

1. 医療機関から廃棄される紙くずは、一般廃棄物である。
2. pH12.5以上の廃アルカリは、特別管理産業廃棄物である。
3. 医療機関から廃棄される血液の付着したガーゼは、感染性産業廃棄物である。
4. 使用済みの注射針は、黄色のバイオハザードマークが表示された容器に廃棄する。
5. 看護師は、感染性産業廃棄物の特別管理産業廃棄物管理責任者になれる。

解説 1. 廃棄物処理法（廃棄物の処理及び清掃に関する法律）で廃棄物とは、ごみ・粗大ごみ・燃え殻・汚泥・糞尿・廃油・廃酸・動物の死体などの**汚物・不要物**で、**固形状・液状の物**のことである。廃棄物には、一般廃棄物と産業廃棄物がある。

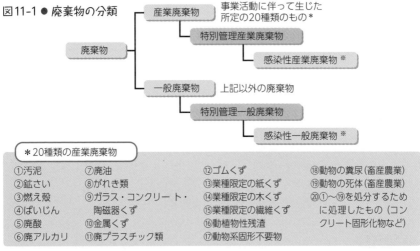

図11-1 ● 廃棄物の分類

＊20種類の産業廃棄物
①汚泥	⑦廃油	⑫ゴムくず	⑱動物の糞尿（畜産農業）
②鉱さい	⑧がれき類	⑬業種限定の紙くず	⑲動物の死体（畜産農業）
③燃え殻	⑨ガラス・コンクリート・陶磁器くず	⑭業種限定の木くず	⑳①～⑲を処分するために処理したもの（コンクリート固形化物など）
④ばいじん		⑮業種限定の繊維くず	
⑤廃酸	⑩金属くず	⑯動植物性残渣	
⑥廃アルカリ	⑪廃プラスチック類	⑰動物系固形不要物	

※感染性廃棄物：医療関係機関等から生じ、人が感染し、もしくは感染するおそれのある病原体が含まれ、もしくは付着している廃棄物またはこれらのおそれのある廃棄物。

環境省. 廃棄物処理法に基づく感染性廃棄物処理マニュアル. p.8-9, 2022. より一部改変.

答え. 3

表11-2 ● 医療関係機関等から発生する主な廃棄物

産業廃棄物	燃え殻	焼却灰
	汚泥	血液（凝固したものに限る）、検査室・実験室等の排水処理施設から発生する汚泥、その他の汚泥
	廃油	アルコール、キシロール、クロロホルム等の有機溶剤、灯油、ガソリン等の燃料油、入院患者の給食に使った食料油、冷凍機やポンプ等の潤滑油、その他の油
	廃酸	レントゲン定着液、ホルマリン、クロム硫酸、その他の酸性の廃液
	廃アルカリ	レントゲン現像廃液、血液検査廃液、廃血液（凝固していない状態のもの）、その他のアルカリ性の液
	廃プラスチック類	合成樹脂製の器具、レントゲンフィルム、ビニールチューブ、その他の合成樹脂製のもの
	ゴムくず	天然ゴムの器具類、ディスポーザブルの手袋等
	金属くず	金属製機械器具、注射針、金属製ベッド、その他の金属製のもの
	ガラスくず、コンクリートくずおよび陶磁器くず	アンプル、ガラス製の器具、びん、その他のガラス製のもの、ギプス用石膏、陶磁器の器具、その他の陶磁器製のもの
	ばいじん	大気汚染防止法2条2項のばい煙発生施設および汚泥、廃油等の産業廃棄物の焼却施設の集じん施設で回収したもの
一般廃棄物		紙くず類、厨芥（ちゅうかい）、繊維くず（包帯、ガーゼ、脱脂綿、リネン類）、木くず、皮革類、実験動物の死体、これらの一般廃棄物を焼却した「燃え殻」等

環境省. 廃棄物処理法に基づく感染性廃棄物処理マニュアル. p.9, 2022.

2. **特別管理廃棄物**とは、**爆発性・毒性・感染性**等の性質をもち、人の健康・生活環境に被害を生ずるおそれのある廃棄物である。特別管理廃棄物には、特別管理一般廃棄物と特別管理産業廃棄物（p.164図11-1参照）とがあり、必要な処理基準を設けて通常の廃棄物よりも厳しい規制が行われている。廃酸・廃アルカリは基本的に産業廃棄物にあたるが、特に著しい腐食性を有するpH2.0以下の廃酸やpH12.5以上の廃アルカリは、特別管理廃棄物のうちの特別管理産業廃棄物となる。

3. 感染性廃棄物は、医療関係機関等から生じた、感染性病原体が含まれるか付着している廃棄物、およびそのおそれのある廃棄物である。特別管理廃棄物に該当し、感染性一般廃棄物と感染性産業廃棄物とに分類される。医療機関から廃棄される血液の付着したガーゼは、感染性一般廃棄物であり、特別管理一般廃棄物に分類される。

図11-2 ●「血液の付着したガーゼ」の分類の考え方

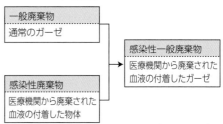

165

図11-3 ● バイオハザードマーク

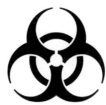

色	赤色	橙色	黄色
対象となる廃棄物	液状・泥状のもの	固形状のもの	鋭利なもの
例	血液など	血液が付着した ガーゼなど	使用済み注射針・ メスの刃など

4. 感染性廃棄物は、**バイオハザードマーク**の付いた廃棄容器に収納する。容器には、感染性廃棄物であることと、取り扱う際に注意すべき事項を表示する。

5. 特別管理産業廃棄物を生ずる事業場は、**特別管理産業廃棄物管理責任者**を選任しなければならない。特別管理産業廃棄物の処理に関する業務を適切に行わせるためである。感染性産業廃棄物に関する特別管理産業廃棄物管理責任者になれるのは、医師・歯科医師・薬剤師・獣医師・保健師・助産師・看護師・臨床検査技師・衛生検査技師・歯科衛生士である。

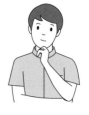

プラスα 一般廃棄物、産業廃棄物、特別管理廃棄物、感染性廃棄物、特別管理産業廃棄物管理責任者

問 90 法律で定められた内容について、**誤っている**記述はどれか。

☆☆

1. スモッグ警報は、都道府県知事が発令する。
2. 埋葬・火葬は、死亡後24時間以内にしなければならない。
3. 食中毒患者を診断した医師は、保健所長に届出をする必要がある。
4. 食品表示基準によるアレルゲン表示のない食品は、販売することができない。

解説　1. **大気汚染防止法**では、**都道府県知事**が、いわゆる**スモッグ警報を発令**すると定めている。警報によって、一般に周知し、煤煙の排出量の減少や自動車運行の自主的制限に協力を求める。発令するのは、大気の汚染が著しく、人の健康・生活環境に被害が生ずるおそれのある、所定の事態が発生した場合である。

2. 墓地、埋葬等に関する法律では、**死亡・死産後24時間を経過した後**でなければ、埋葬・火葬は行ってはならないと定める。**例外として、感染症法による一類〜三類感染症・新型インフルエンザ等感染症の病原体に汚染・汚染された疑いのある死体は、24時間以内に火葬**しなければならない。　◀ **埋葬・火葬は「24時間」がポイント**

3. 食品衛生法では、食品などに起因する中毒患者やその疑いのある者の診断・死体を検案した医師は、**保健所長に届出**なければならないと定めている。

4. **食品表示法**は、食品表示基準に従った表示（アレルゲン・保存方法・消費期限等についての表示）がされていない食品の販売を禁止している。食品表示法は、食品を、機能性を表示できない一般食品と、機能性を表示できる保健機能食品（特定保健用食品・栄養機能食品・機能性表示食品）に分けている。**特定保健用食品**については、**健康増進法**に規定がある。

表11-3 ● 環境・食品に関する法律

法律	特徴
大気汚染防止法	煤煙・粉じんの排出規制、有害大気汚染物質の対策の推進、自動車排出ガスの許容限度の設定などによって、大気汚染から国民の健康を保護し、生活環境の保全をしている
食品衛生法	飲食に起因する衛生上の危害の発生を防止することを目的としている。食品・添加物などの規制、飲食店などの営業許可、食品衛生管理者・食品衛生監視員等について規定している
食品表示法	食品の安全性の確保や自主的・合理的な食品の選択のために、販売・譲渡する食品の表示の基準について定めている

11

環境対策

答え. 2

▐ 食中毒の発生状況

　令和4（2022）年は、**件数では寄生虫**の577件が一番多く、**患者数では細菌**の3,545人が一番多い。寄生虫では**アニサキス**が件数、患者数とも多い。細菌では、**件数はカンピロバクター・ジェジュニ／コリ**、患者数は**ウエルシュ菌**が多い。ウイルスでの発生は、すべて**ノロウイルス**によるものである。なお、令和5（2023）年も、件数では寄生虫、患者数では細菌が最も多い。

表11-4 ● 病因物質別食中毒発生状況

病因物質		総　数					
		令和4（2022）年			令和5（2023）年		
		事件	患者	死者	事件	患者	死者
総　数		962	6,856	5	1,021	11,803	4
細　菌		258	**3,545**	1	311	**4,501**	2
	サルモネラ属菌	22	698	−	25	655	1
	ブドウ球菌	15	231	−	20	258	−
	ボツリヌス菌	1	1	−	−	−	−
	腸炎ビブリオ	−	−	−	2	9	−
	腸管出血性大腸菌（VT産生）	8	78	1	19	265	−
	その他の病原大腸菌	2	200	−	3	116	1
	ウエルシュ菌	22	1,467	−	28	1,097	−
	セレウス菌	3	48	−	2	11	−
	カンピロバクター・ジェジュニ／コリ	185	822	−	211	2,089	−
	その他の細菌	−	−	−	1	1	−
ウイルス		63	2,175	−	164	5,530	1
	ノロウイルス	63	2,175	−	163	5,502	−
	その他のウイルス	−	−	−	1	28	1
寄生虫		**577**	669	−	**456**	689	−
	クドア	11	91	−	22	246	−
	アニサキス	566	578	−	432	441	−
	その他の寄生虫	−	−	−	2	2	−
化学物質		2	148	−	8	93	−
自然毒		50	172	4	57	129	1
	植物性自然毒	34	151	3	44	114	1
	動物性自然毒	16	21	1	13	15	−
その他		3	45	−	5	592	−
不　明		9	102	−	20	269	−

※国外、国内外不明の事例は除く。　　　　厚生労働省. 令和5年（2023年）食中毒発生状況. より一部改変.

> **プラスα**　環境因子と健康への影響（シックハウス症候群、内分泌かく乱化学物質など）、食中毒、大気汚染防止法、水質汚濁防止法、騒音規制法、振動規制法、悪臭防止法、土壌汚染対策法、保健機能食品

直前チェック！11

下の重要語句について、知識が身に付いているか、確認してみよう！

☑ 環境基本法（p.163）
典型7公害　環境基準

☑ 廃棄物処理法（p.164）
廃棄物の種類・定義　感染性廃棄物の定義・種類・廃棄方法　バイオハザードマーク

☑ 住環境・食品・家庭用品の安全と衛生（p.167）
埋葬・火葬の時期　食品表示基準

正文集

●〔ホルムアルデヒド〕は、シックハウス症候群に関係する物質である。（107回午前3問）
●大気汚染物質の二酸化硫黄〈SO_2〉は〔酸性雨〕の原因となる。（107回午後3問）
●〔アスベスト〕は、じん肺に関係する物質である。（109回午後3問）
●〔微小粒子状物質（PM2.5）〕は、大気汚染物質である。（110回午前3問）
●〔レジオネラ〕属菌に水質が汚染された循環式浴槽では、肺炎の発症のおそれがある。（112回午後3問）
※穴埋め問題のイメージで繰り返し読んで重要用語を覚え、さらには自己学習につなげよう。

12 健康に関する動向

人口統計①

人口構造

☆☆

問 91 令和5（2023）年の日本の人口について**誤っている**のはどれか。

1. 人口ピラミッドでみると、人口の多い年齢層が2つある。
2. 15歳未満の人口の割合は、昭和25（1950）年以降、過去最低である。
3. 総人口は減少傾向にある。
4. 総人口は約1億5千万人強である。

解説 総務省の2023（令和5）年10月1日現在人口推計によると、総人口は1億2,435万2千人で、令和4（2022）年に比べ59万5千人（0.48%）**減少**している。

人口ピラミッドでみると日本の人口は、以下の**二つの年齢層が多い**。

①**第一次ベビーブーム期**
（昭和22〜24年生まれ）

②**第二次ベビーブーム期**
（昭和46〜49年生まれ）

※人口統計は二種類ある。

①人口動態統計：ある一定の期間での人口の変動を示す。人口動態調査などである。

②人口静態統計：ある一時点での人口の状態を示す。国勢調査がこれにあたる。

図12-1 ● 日本の人口ピラミッド

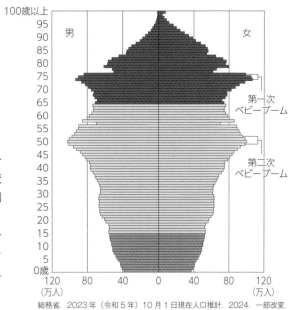

総務省. 2023年（令和5年）10月1日現在人口推計. 2024. 一部改変.

答え. 4

人口統計②

> **問 92**　人口構成について正しいのはどれか。　★☆
>
> 1. 生産年齢人口は年々、増加傾向にある。
> 2. 生産年齢人口、老年人口、年少人口の順に多い。
> 3. 年少人口は増加傾向にある。
> 4. 老年人口は減少傾向にある。

解説　年齢は年少人口、生産年齢人口、老年人口の三つに区分でき、老年人口（65歳以上人口）は増加傾向にある。2065年には、約2.6人に1人が65歳以上、約3.9人に1人が75歳以上になると予測されている。一方、労働力人口（15歳以上人口のうち、就業者と完全失業者の合計）は2023年平均で6,925万人である。

▶ 年齢3区分と構成割合（令和5〈2023〉年）

- ・年少人口：**0 ～ 14歳**。1,417万3千人。**減少傾向**で人口割合11.4％。
- ・生産年齢人口：**15 ～ 64歳**。7,395万2千人。基本的に**減少傾向**で人口割合59.5％。
- ・老年人口：**65歳以上**。3,622万7千人。**増加傾向**で人口割合29.1％。

図12-2 ● 高齢化の推移と将来推計

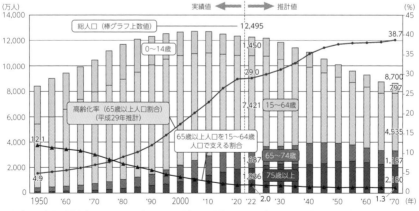

棒グラフと実線の高齢化率については、2020年までは総務省「国勢調査」（2015年および2020年は不詳補完値による）、2022年は総務省「人口推計」（令和4年10月1日現在（確定値））、2025年以降は国立社会保障・人口問題研究所「日本の将来推計人口（令和5年推計）」の出生中位・死亡中位仮定による推計結果。

内閣府. 令和5年版高齢社会白書. より一部改変.

答え．**2**

人口統計③

必-Ⅰ-1-B　健康に関する指標
出生と死亡の動向

★★

> ### 問 93
> 令和4（2022）年における合計特殊出生率はどれか。
>
> 1. 1.26
> 2. 1.58
> 3. 2.14
> 4. 4.54

解 説　合計特殊出生率は、「15〜49歳までの女性の年齢別出生率を合計したもの」で、**一人の女性がその年齢別出生率で一生の間に生むとしたときの子どもの数**を示す指標である。期間合計特殊出生率とコホート合計特殊出生率があるが、期間合計特殊出生率が一般的に用いられている。基本的に2.07超なら人口増加が見込めるが、下回ると人口減少へと向かっていく。晩婚化と未婚化、夫婦出生児数の減少も加わり、合計特殊出生率は低い数値のまま推移している。

1. 令和4（2022）年の合計特殊出生率である。平成17（2005）年と同じく過去最低となっている。
2. 昭和41（1966）年の合計特殊出生率である。
3. 第2次ベビーブームと呼ばれた昭和48（1973）年の合計特殊出生率である。
4. 第1次ベビーブームと呼ばれた昭和22（1947）年の合計特殊出生率である。

▶ 合計特殊出生率の推移

図12-3 ● 出生数及び合計特殊出生率の年次推移

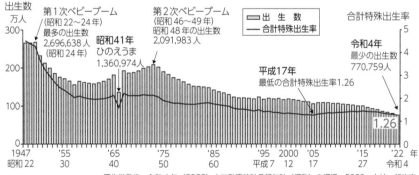

厚生労働省．令和4年（2022）人口動態統計月報年計（概数）の概況．2023．より一部改変．
※令和4年の出生数は人口動態統計の概数では770,747人だったが、確定数の数値をとった。

答え．**1**

▶ 合計特殊出生率の求め方

$$合計特殊出生率＝\left\{\frac{年間の母の年齢別出生数}{10月1日現在年齢別女性人口}\right\}の15歳から49歳までの合計$$

▶ 人口動態統計のデータ

表12-1 ● 人口動態統計のデータ

	実　数		率	
	令和3年 (2021)	令和4年 (2022)	令和3年 (2021)	令和4年 (2022)
出　生	811,622	770,759	6.6	6.3
男	415,903	395,257	7.0	6.7
女	395,719	375,502	6.3	6.0
死　亡	1,439,856	1,569,050	11.7	12.9
男	738,141	799,420	12.4	13.5
女	701,715	769,630	11.1	12.3
乳児死亡	1,399	1,356	1.7	1.8
新生児死亡	658	609	0.8	0.8
自然増減	△628,234	△798,291	△5.1	△6.5
死　産	16,277	15,179	19.7	19.3
自然死産	8,082	7,391	9.8	9.4
人工死産	8,195	7,788	9.9	9.9
周産期死亡	2,741	2,527	3.4	3.3
妊娠満22週以後の死産	2,235	2,061	2.7	2.7
早期新生児死亡	506	466	0.6	0.6
婚姻（組）	501,138	504,930	4.1	4.1
離婚（組）	184,384	179,099	1.50	1.47
合計特殊出生率	－	－	1.30	1.26

※出生・死亡・自然増減・婚姻・離婚は人口千対、乳児死亡・新生児死亡・早期新生児死亡率は出生
　千対、死産率は出産（出産＋死産）千対、周産期死亡・妊娠満22週以降の死産率は出産（出産＋
　妊娠満22週以降の死産）千対の率である。
※婚姻件数は、**横ばいからやや減少傾向**だったが、**令和4（2022）年に増加**した。人口動態統計（確
　定数）によると、令和3（2021）年は50万1,138組で婚姻率（人口千対）4.1、令和4（2022）
　年は50万4,930組で同じく4.1。
※離婚件数は、近年は**減少傾向**。人口動態統計（確定数）によると、令和3（2021）年は18万4,384
　組で離婚率（人口千対）1.50、令和4（2022）年は17万9,096組で1.47。
※未婚率は25～39歳の男女とも引き続き**上昇**。生涯未婚率（50歳時の未婚割合）も**上昇**しており、
　令和2（2020）年で男性28.25、女性17.81。
　　　　　　　　　厚生労働省. 令和4（2022）人口動態統計（確定数）の概況. 2023. より一部改変.

 妊娠満22週以降の死産、年齢調整死亡率

問 94　令和4（2022）年の人口動態統計で、死因の1位はどれか。

★☆

1. 悪性新生物〈腫瘍〉
2. 心疾患
3. 脳血管疾患
4. 肺　炎
5. 老　衰

解　説　1位は悪性新生物〈腫瘍〉で、以下、心疾患、老衰、脳血管疾患、肺炎の順である。

　性別でみても、男女とも悪性新生物〈腫瘍〉が最も多い。全死亡者に占める割合は24.6％となっている。

　昭和55（1975）年までは脳血管疾患が最も多い死因だったが、それ以降は悪性新生物〈腫瘍〉となった。心疾患は、昭和60（1985）年に脳血管疾患に代わり第2位となり、その後もおおむね死亡率の上昇傾向が続いている。また老衰は平成13（2001）年以降、死亡率が上昇してきている。

図12-4 ● 主な死因別にみた死亡率（人口10万対）の年次推移

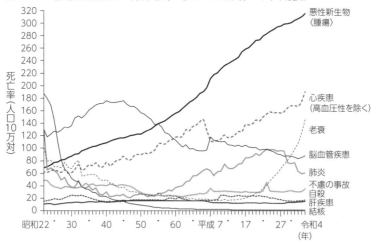

厚生労働省．令和4年（2022）人口動態統計月報年計（概数）の概況．2023．より一部改変．

答え．1

表12-2 ● 死因順位別 死亡数・死亡率（人口10万対）・構成割合（総数）

死因 （総数）		令和3年（2021）			令和4年（2022）			
	死因 順位	死亡数 （人）	死亡率	死亡総数 に占める 割合（%）	死因 順位	死亡数 （人）	死亡率	死亡総数 に占める 割合（%）
全死因		1,439,856	1,172.7	100.0		1,569,050	1,285.8	100.0
悪性新生物 〈腫瘍〉	(1)	381,505	310.7	26.5	(1)	385,797	316.1	24.6
心疾患	(2)	214,710	174.9	14.9	(2)	232,964	190.9	14.8
老　衰	(3)	152,027	123.8	10.6	(3)	179,529	147.1	11.4
脳血管疾患	(4)	104,595	85.2	7.3	(4)	107,481	88.1	6.9
肺　炎	(5)	73,194	59.6	5.1	(5)	74,013	60.7	4.7

表12-3 ● 死因順位別 死亡数・死亡率（人口10万対）・構成割合（男性）

死因 （男性）		令和3年（2021）			令和4年（2022）			
	死因 順位	死亡数 （人）	死亡率	死亡総数 に占める 割合（%）	死因 順位	死亡数 （人）	死亡率	死亡総数 に占める 割合（%）
全死因		738,141	1,236.7	100.0		799,420	1,347.8	100.0
悪性新生物 〈腫瘍〉	(1)	222,467	372.7	30.1	(1)	223,291	376.5	27.9
心疾患	(2)	103,700	173.7	14.0	(2)	113,016	190.5	14.1
脳血管疾患	(3)	51,594	86.4	7.0	(3)	53,188	89.7	6.7
老　衰	(5)	41,286	69.2	5.6	(4)	49,964	84.2	6.3
肺　炎	(4)	42,341	70.9	5.7	(5)	42,851	72.2	5.4

表12-4 ● 死因順位別 死亡数・死亡率（人口10万対）・構成割合（女性）

死因 （女性）		令和3年（2021）			令和4年（2022）			
	死因 順位	死亡数 （人）	死亡率	死亡総数 に占める 割合（%）	死因 順位	死亡数 （人）	死亡率	死亡総数 に占める 割合（%）
全死因		701,715	1,112.2	100.0		769,630	1,227.2	100.0
悪性新生物 〈腫瘍〉	(1)	159,038	252.1	22.7	(1)	162,506	259.1	21.1
老　衰	(3)	110,741	175.5	15.8	(2)	129,565	206.6	16.8
心疾患	(2)	111,010	175.9	15.8	(3)	119,948	191.3	15.6
脳血管疾患	(4)	53,001	84.0	7.6	(4)	54,293	86.6	7.1
肺　炎	(5)	30,853	48.9	4.4	(5)	31,162	49.7	4.0

※表12-2～4の「心疾患」は「心疾患（高血圧性を除く）」。

表12-2, 3, 4：厚生労働省. 令和4年（2022）人口動態統計（確定数）の概況. 2023.

人口統計⑤

問 95 令和4（2022）年の人口動態統計において、悪性新生物〈腫瘍〉の死亡数について**誤っている**のはどれか。

1. 総数では、肺の悪性新生物〈腫瘍〉が最も多い。
2. 男性では、肺の悪性新生物〈腫瘍〉が最も多い。
3. 女性では、大腸の悪性新生物〈腫瘍〉は減少傾向にある。
4. 女性では、乳房の悪性新生物〈腫瘍〉が5位以内に入る多さである。

解説 女性の大腸の悪性新生物〈腫瘍〉の死亡数は増加傾向にある。女性の中では死亡数・死亡率とも**最も高い**。男性は肺の悪性新生物〈腫瘍〉が、死亡数・死亡率とも**最も高い**。総数でも肺の悪性新生物〈腫瘍〉が、死亡数・死亡率とも**最も高い**。

表12-5 ● 悪性新生物〈腫瘍〉の主な部位別にみた死亡数・死亡率（人口10万対）

性別	部位	令和3年（2021）		令和4年（2022）	
		死亡数（人）	死亡率	死亡数（人）	死亡率
男	胃	27,196	45.6	26,455	44.6
	肝	15,913	26.7	15,717	26.5
	膵	19,334	32.4	19,608	33.1
	肺	53,278	89.3	53,750	90.6
	大腸	28,080	47.1	28,099	47.4
女	胃	14,428	22.9	14,256	22.7
	肝	8,189	13.0	7,903	12.6
	膵	19,245	30.5	19,860	31.7
	肺	22,934	36.3	22,913	36.5
	乳房	14,803	23.5	15,912	25.4
	子宮	6,818	10.8	7,157	11.4
	大腸	24,338	38.6	24,989	39.8

※大腸の悪性新生物〈腫瘍〉は、結腸の悪性新生物〈腫瘍〉と直腸S状結腸移行部および直腸の悪性新生物〈腫瘍〉を示す。

厚生労働省. 令和4年（2022）人口動態統計（確定数）の概況 結果の概要. 2023. より一部改変.

答え.　3

図12-5 ● 悪性新生物〈腫瘍〉の主な部位別にみた死亡率（人口10万対）の年次推移

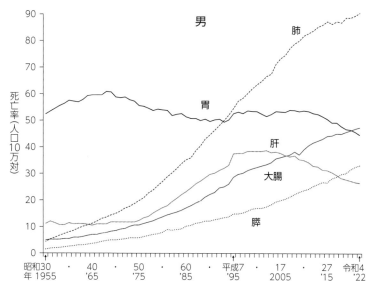

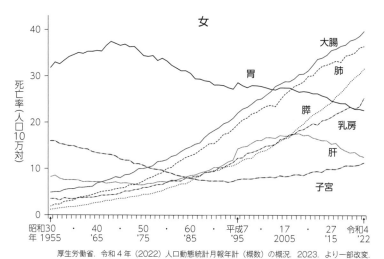

厚生労働省. 令和4年（2022）人口動態統計月報年計（概数）の概況. 2023. より一部改変.

プラスα　各部位の悪性新生物〈腫瘍〉による死亡の年次推移、悪性新生物〈腫瘍〉の年齢調整死亡率

問 96 令和4（2022）年の子どもの死因で、**誤っている**のはどれか。 ★★

1. 0歳の死因で最も多いのは先天奇形等である。
2. 1〜4歳の死因で最も多いのは悪性新生物〈腫瘍〉である。
3. 5〜9歳の死因で最も多いのは悪性新生物〈腫瘍〉である。
4. 10〜14歳の死因で最も多いのは自殺である。

解説 子どもの死因では、年齢によって、先天奇形等、不慮の事故、自殺、悪性新生物〈腫瘍〉が上位にくる。1〜4歳の死因で最も多いのは、先天奇形等である。

なお男女別にみた場合、男子も女子も、0歳・1〜4歳は先天奇形等、5〜9歳は悪性新生物〈腫瘍〉、10〜14歳は自殺が最も多い。

表12-6 ● 年齢別の子どもの死因順位

年　齢	第1位	第2位	第3位
0　歳	先天奇形等	呼吸障害等	不慮の事故
1〜4歳	先天奇形等	不慮の事故	悪性新生物〈腫瘍〉
5〜9歳	悪性新生物〈腫瘍〉	先天奇形等	不慮の事故
10〜14歳	自　殺	悪性新生物〈腫瘍〉	不慮の事故

厚生労働省. 令和4年（2022）人口動態統計月報年計（概数）の概況 統計表・第7表 死亡数・死亡率（人口10万対）、性・年齢（5歳階級）・死因順位別. 2023.

▶ 不慮の事故

不慮の事故（転倒・転落・墜落、不慮の溺死及び溺水、不慮の窒息など；人口動態統計の分類による）は子どもや青年に多い死因である。不慮の事故のうちでも、0〜4歳は**不慮の窒息**が最も多い。ある程度、年齢が高くなるのに応じて、不慮の事故の死亡率は低くなる。

プラスα 不慮の窒息、交通事故、転倒・転落、溺死

答え. 2

人口統計⑦

Ⅲ-Ⅲ-6-D　健康に関する指標に基づく公衆衛生
死亡、死因

問97 ★★

厚生労働省・警察庁の「令和5年中における自殺の状況」において自殺の原因・動機のうち最も多いのはどれか。

1. 学校問題
2. 家庭問題
3. 勤務問題
4. 健康問題

解説　令和5（2023）年では、自殺の原因・動機が明らかなもののうち、その原因・動機（複数計上）が健康問題にあるものが、12,403人で最も多い。次いで**経済・生活問題**5,181人、**家庭問題**4,708人、**勤務問題**2,875人となっている。

　男女別・年齢別にみた場合、20歳以上では男女ともに健康問題が最も多い。19歳以下では、男性は学校問題、女性は健康問題が最も多い。

▶ 自殺の傾向

　自殺者総数は、平成21（2009）年以降、減少傾向にあった。しかし、令和2（2020）年以降は増減を繰り返している。性別でみると男性が6割半〜7割を占めている。女性の自殺者は増減はあるが、近年増えている。

表12-7 ● 自殺者数の推移

	令和3年（2021）	令和4年（2022）	令和5年（2023）
自殺者数（人）	21,007（0.4％減少）	21,881（4.2％増）	21,837（0.2％減）

※（　）内は前年比。

表12-8 ● 性別にみた自殺者数の推移

	令和3年（2021）	令和4年（2022）	令和5年（2023）
男性自殺者数(人)	13,939	14,746	14,862
女性自殺者数(人)	7,068	7,135	6,975

表12-7, 8：厚生労働省・警察庁. 令和5年中における自殺の状況. 2024.

プラスα　自殺者数の推移、年齢階級別自殺者数、職業別自殺者数

答え．**4**

12
健康に関する動向

> **問 98**　次のうち、令和4（2022）年の統計の記述について**誤っ
> ている**のはどれか。　　　★☆
>
> 1. 死産率は、「出生数と死産数」の合計千当たり19.3である。
> 2. 周産期死亡率は、「出生数と妊娠満22週以後の死産数」の合計千
>   当たり3.3である。
> 3. 人工妊娠中絶の件数は減少傾向にある。
> 4. 妊産婦死亡率は出産数千当たり4.2である。

解説　妊産婦死亡率は出産数**10万**当たり4.2である。**日本は世界的にみて低い。**

死産

　人口動態統計では、妊娠12週以後の死児の出産を**死産**という。自然死産と人工死産
に分けられる。
- ・人工死産：胎児の母体内生存が確実であるときに、人工的処置で死産に至った場合
- ・自然死産：人工死産以外の死産

人工妊娠中絶

　「胎児が、母体外において、生命を保続することのできない時期に、人工的に、胎児
及びその附属物を母体外に排出すること」（母体保護法2条）。危険度の点から、妊娠
11週までに行うことが望ましいとされている。人工妊娠中絶件数は減少傾向にあり、
令和3（2021）年度は12万6千174件で、令和4（2022）年度は12万2千725件ある。

人口動態統計のデータ

表12-9 ● 人口動態統計での死産・周産期死亡

	実　数		率	
	令和3年（2021）	令和4年（2022）	令和3年（2021）	令和4年（2022）
死　産	16,277	15,179	19.7	19.3
周産期死亡	2,741	2,527	3.4	3.3

※死産率は出生数（出生数＋死産数）千対、周産期死亡率は出生数＋妊娠満22週以後の死産数の千対の数
　である。　　　厚生労働省．令4年（2022）人口動態統計（確定数）の概況．2023．より一部改変．

人口統計⑨

問 99 ★★

令和4（2022）年の人口動態統計の記述について**誤っているのはどれか**。

1. 5歳ごとにみると、20 ～ 24歳の年齢階級は出生数が減少している。
2. 出生率は年間の出生数を10月1日現在の日本人の人口で割って算出する。
3. 出生数が最も多い母の年齢は25 ～ 29歳である。
4. 第3子に当たる子どもの出生数は、第1子の半分以下である。

解説 5歳階級でみると、44歳以下の出生数は減少傾向にある。出生数は、30 ～ 34歳が最も多く、279,517人である。

■ 母の年齢および出生順位別の出生数

表12-10 ● 母の年齢（5歳階級）別出生数
（単位：人）

母の年齢	令和3年 （'21）	令和4年 （'22）	（同4年-3年） 対前年増減
総　数	811,622	770,759	△40,863
14歳以下	32	27	△5
15 ～ 19歳	5,510	4,531	△979
20 ～ 24歳	59,896	52,850	△7,046
25 ～ 29歳	210,433	202,505	△7,928
30 ～ 34歳	292,439	279,517	△12,922
35 ～ 39歳	193,177	183,327	△9,850
40 ～ 44歳	48,517	46,338	△2,179
45 ～ 49歳	1,597	1,600	3
50歳以上	20	58	38

※総数には母の年齢不詳を含む。

表12-11 ● 出生順位別出生数　（単位：人）

出生順位	令和3年 （'21）	令和4年 （'22）	（同4年-3年） 対前年増減
総　数	811,622	770,759	△40,863
第1子	372,434	355,523	△16,911
第2子	294,444	281,418	△13,026
第3子以上	144,744	133,818	△10,926

※出生順位とは、同じ母親がこれまでに生んだ出生子の総数について数えた順序である。

表12-10，11：厚生労働省．令和4年（2022）人口動態統計（確定数）の概況．2023．

プラスα 母の年齢別の合計特殊出生率、出生順位別の合計特殊出生率

答え．3

平均余命、平均寿命

必-I-1-B　健康に関する指標
平均余命、平均寿命、健康寿命

問100 ★★

平均寿命で正しいのはどれか。

1. 0歳の平均余命である。
2. 20歳の平均余命である。
3. 60歳の平均余命である。
4. 死亡者の平均年齢である。

解説　**平均寿命とは0歳の平均余命**のことである。平均余命とは、ある年齢の人がその年齢以降に生存する平均の年数である。また、健康寿命とは「健康上の問題で日常生活が制限されることなく生活できる期間」をいう。健康寿命の延伸には生活習慣病の予防などが重要となってくる。なお簡易生命表によると、令和4（2022）年の男の平均寿命は**81.05年**、女の平均寿命は**87.09年**。平均寿命の男女差は、約6年である。日本は世界的にみても長寿国である。

表12-12 ● 平均寿命の年次推移　(単位：年)

年	男	女	男女差
平成12年	77.72	84.60	6.88
17年	78.56	85.52	6.96
22年	79.55	86.30	6.75
27年	80.75	86.99	6.24
令和2年	81.56	87.71	6.15
3年	81.47	87.57	6.10
4年	81.05	87.09	6.03

※掲載の数値は四捨五入の関係で、引き算の結果が「差」に合わない場合がある。

厚生労働省. 令和4年簡易生命表の概況. 2023.

▐ 死亡場所

病院が最も多くを占め、次に自宅が多い。

・令和3（2021）年：病院が全体の65.9％、自宅が17.2％。
・令和4（2022）年：病院が全体の64.5％、自宅が17.4％。

 プラスα　健康寿命、平均寿命の国際比較

答え. 1

疾患の罹患状況

★★

問101 令和4（2022）年の疾患の動向で**誤っている**のはどれか。

1. 学校保健統計調査で高等学校生徒の疾病・異常の被患率をみると「裸眼視力1.0未満の者」が最も多い。

2. 新登録結核患者数は15〜19歳の患者数が最も多い。

3. 性感染症の患者報告数は性器クラミジア感染症が最も多い。

4. 麻疹の患者数は令和2（2020）年では増加から減少傾向に転じた。

解説 1. 被患率が最も高いのは、幼稚園児、小学校児童、中学校生徒、高等学校生徒ともに「裸眼視力1.0未満の者」、次いで「むし歯（う歯）」である。

2. **新登録結核患者数**は**80〜89歳**の患者数が最も多い。全体では高齢者の占める割合が高い（p.135参照）。

令和4（2022）年の**結核罹患率**（人口10万対）は8.2であり、前年の9.2と比べ1.0（10.9％）**減少している**。また、結核低まん延水準の罹患率10.0以下である。

・新登録結核患者数：10,235人（前年より11.1％減少）

令和4（2022）年の年齢階級別では、0〜9歳で増加したが、他の年齢階級では減少した。また、新登録結核患者数が最も多い年齢階級は、80〜89歳である。

・喀痰塗抹陽性肺結核の患者数：3,703人（前年より10.3％減少）

3. 感染症動向調査では五つの性感染症（STD）が対象となっている。令和4（2022）年の報告数は、多い順に、①性器クラミジア感染症、②梅毒、③淋菌感染症、④性器ヘルペスウイルス感染症、⑤尖圭コンジローマである。ながらく淋菌感染症と性器ヘルペスウイルス感染症が、順位を変えながらも報告数の第2位と第3位だった。しかし令和4（2024）年には、梅毒の報告数が増えて第2位となった。

4. **麻疹**（ましん）は感染力が非常に強い疾患で、罹患すると高熱と発疹が出現し、肺炎や中耳炎などを合併しやすい。近年増加傾向にあったが、**令和2（2020）年には減少に転じた**。昭和53（1978）年から定期の予防接種が始まり、平成18（2006）年から2回接種となった。

プラスα 諸外国と日本の結核罹患率、感染症動向調査、風疹抗体検査

答え．**2**

表12-13 ● 主な疾病・異常等の推移総括表

(単位：%)

	幼稚園			小学校			中学校			高等学校		
	令和2年	令和3年	令和4年	令和2年	令和3年	令和4年	令和2年	令和3年	令和4年	令和2年	令和3年	令和4年
裸眼視力1.0未満の者	27.90 (2位)	24.81 (2位)	24.95 (1位)	37.52 (2位)	36.87 (2位)	37.88 (1位)	58.29 (1位)	60.66 (1位)	61.23 (1位)	63.17 (1位)	70.81 (1位)	71.56 (1位)
眼の疾病・異常	1.36	1.48	1.27	4.78	5.13	5.28	4.66	4.84	4.95	3.56	3.35	3.58
耳疾患	1.97	2.00	2.36	6.14	6.76	6.60	5.01	4.89	4.76	2.47	2.51	2.25
鼻・副鼻腔疾患	2.38	2.96	3.03	11.02	11.87	11.44	10.21	10.06	10.70	6.88	8.81	8.51
むし歯（う歯）	30.34 (1位)	26.49 (1位)	24.93 (2位)	40.21 (1位)	39.04 (1位)	37.02 (2位)	32.16 (2位)	30.38 (2位)	28.24 (2位)	41.66 (2位)	39.77 (2位)	38.30 (2位)
せき柱・胸郭・四肢の状態	0.35	0.17	0.24	0.94	0.79	0.84	1.65	1.72	1.54	1.19	1.22	1.12
アトピー性皮膚炎	1.90	1.75	1.62	3.18	3.20	3.14	2.86	2.95	2.96	2.44	2.58	2.68
ぜん息	1.64	1.48	1.11	3.31	3.27	2.85	2.59	2.31	2.23	1.75	1.70	1.71
心電図異常	…	…	…	2.52	2.50	2.55	3.33	3.07	3.15	3.30	3.16	3.03
蛋白検出の者	1.00	0.66	0.87	0.93	0.87	0.98	3.25	2.80	2.90	3.19	2.80	2.83

※「心電図異常」については、6歳、12歳および15歳のみ調査を実施している。
※「せき柱・胸郭・四肢の状態」については平成27年度までは「せき柱・胸郭」のみを調査。

文部科学省．学校保健統計調査 令和4年度（確定値）の結果の概要．2023．より一部改変．

表12-14 ● 性別にみた性感染症（STD）報告数の年次推移

(単位：人)

		令和2（2020）年			令和3（2021）年			令和4（2022）年		
		総数	男	女	総数	男	女	総数	男	女
定点報告	性器クラミジア感染症	28,381	14,712	13,669	30,003	15,458	14,545	30,136	15,578	14,558
	性器ヘルペスウイルス感染症	9,000	3,324	5,676	8,981	3,387	5,594	8,705	3,342	5,363
	尖圭コンジローマ	5,685	3,587	2,098	5,602	3,524	2,078	5,979	3,950	2,029
	淋菌感染症	8,474	6,718	1,756	10,399	8,097	2,302	9,993	7,733	2,260
全数報告	梅毒	5,867	3,902	1,965	7,978	5,261	2,717	13,221	8,701	4,519

国立感染症研究所ホームページ．感染症発生動向調査事業年報．2020年から2022年の集計表一覧・第1-1表および第12-1表より作成．https://www.niid.go.jp/niid/ja/allarticles/surveillance/2270-idwr/nenpou/html〈2024.4.30参照〉．

表12-15 ● 麻疹の患者報告数

(単位：人)

	総数	男	女
平成29（2017）年	186	108	78
平成30（2018）年	279	152	127
令和元（2019）年	744	405	339
令和2（2020）年	10	5	5
令和3（2021）年	6	3	3
令和4（2022）年	6	4	2

国立感染症研究所ホームページ．感染症発生動向調査事業年報．2017年から2022年の集計表一覧・第1-1表より作成．https://www.niid.go.jp/niid/ja/allarticles/surveillance/2270-idwr/nenpou/html〈2024.4.30参照〉．

有訴者率

必-I-1-C 受療状況
有訴者の状況

問 102 ★★
令和4（2022）年の国民生活基礎調査において、傷病別にみた有訴者率が男性で最も高いのはどれか。

1. 肩こり
2. 頭　痛
3. 手足の関節が痛む
4. 腰　痛

解　説　**有訴者率**は、病気やけがなどで自覚症状のある者（有訴者）の人口千人当たりの割合を示す。令和4（2022）年国民生活基礎調査において、有訴者率は276.5である。男女別にみると男性246.7、女性304.2で女性のほうが高い。全体（男女総数）では、10～19歳が最も低く、**年齢階級が高くなるにつれ上昇傾向がある**。症状は女性では腰痛と肩こりが高く、男性では腰痛が最も高い。

図12-6 ● 性別にみた有訴者率の上位5症状（複数回答）

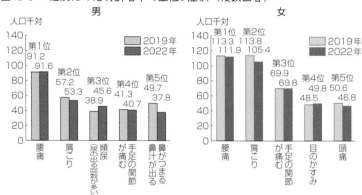

表12-16 ● 性・年齢階級別にみた有訴者率

（人口千対）

	平成28 （2016）年	令和元 （2019）年	令和4 （2022）年
総　数	305.9	302.5	276.5
男	271.9	270.8	246.7
女	337.3	332.1	304.2

※図12-6、表12-16とも、有訴者には入院者は含まないが、分母となる世帯人員には入院者を含む。
※表12-16の「総数」には、年齢不詳を含む。
※表12-16の平成28（2016）年の数値は、熊本県を除いたものである（平成28〈2016〉年熊本地震発生の影響）。

図12-6、表12-16：厚生労働省．2022年国民生活基礎調査の概況2023．より一部改変．

答え．**4**

問 **103** 令和4（2022）年の国民生活基礎調査における通院者率（人口千対）の数値について正しいのはどれか。

★★

1. 約200
2. 約300
3. 約400
4. 約500

解説 通院者率は、傷病で通院している者（通院者）の人口千人当たりの割合を示す。令和4（2022）年の国民生活基礎調査では、通院者率は417.3である。全体では9歳以下が最も低く、**年齢階級が高くなるにしたがい上昇していく傾向がある**。症状は、男性、女性とも高血圧症が最も高い。

表12-17 ● 性・年齢階級別にみた通院者率

（人口千対）

	平成28 (2016) 年	令和元 (2019) 年	令和4 (2022) 年
総　数	390.2	404.0	417.3
男	372.5	388.1	401.9
女	406.6	418.8	431.6

図12-7 ● 性別にみた通院者率の上位5傷病（複数回答）

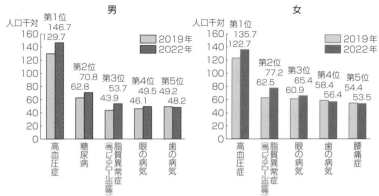

※表12-17, 図12-7とも、通院者には入院者は含まないが、分母となる世帯人員には入院者を含む。
※表12-17の「総数」には、年齢不詳を含む。
※表12-17の平成28（2016）年の数値は、熊本県を除いたものである。

表12-17, 図12-7：厚生労働省. 2022年国民生活基礎調査の概況 2023. より一部改変.

答え. **3**

受療率

★★

問 104 令和2（2020）年の患者調査で傷病分類別にみた外来受療率が最も高いのはどれか。

1. 消化器系の疾患
2. 新生物〈腫瘍〉
3. 筋骨格系及び結合組織の疾患
4. 精神及び行動の障害

解　説 傷病分類別にみると、外来受療率が最も高いのは、「消化器系の疾患」である。

▶ 傷病分類別外来受療率（人口10万対）の順位

①消化器系の疾患
②筋骨格系及び結合組織の疾患
③循環器系の疾患
※「健康状態に影響を及ぼす要因及び保健サービスの利用」を除く。

▶ 傷病分類別入院受療率（人口10万対）の順位

①精神及び行動の障害
②循環器系の疾患
③損傷、中毒及びその他の外因の影響

▶ 年齢階級別の有訴者率（人口千対）と通院者率（人口千対）

令和4（2022）年の有訴者率を、年齢階級別にみると、10～19歳で119.7と最も低く、年齢が高くなるに従い上昇している。有訴者率が最も高い症状は、男女とも腰痛である。

通院者率を、年齢階級別にみると、9歳以下で131.3と最も低く、年齢が高くなるに従い上昇している。男女別にみると男は20～29歳で128.3、女は9歳以下で117.6と最も低い。通院者率が最も高い症状は、男女とも高血圧症である。

プラスα 歯肉炎及び歯周疾患、脳血管疾患

答え. 1

表12-18 ● 傷病分類別にみた受療率（人口10万対）

令和2年10月

傷病分類		入院	外来
総数		960	5,658
Ⅰ　感染症及び寄生虫症		13	103
結核	（再掲）	2	1
ウイルス性肝炎	（再掲）	0	7
Ⅱ　新生物〈腫瘍〉		100	196
悪性新生物〈腫瘍〉	（再掲）	89	144
胃の悪性新生物〈腫瘍〉	（再掲）	8	13
結腸及び直腸の悪性新生物〈腫瘍〉	（再掲）	14	21
肝及び肝内胆管の悪性新生物〈腫瘍〉	（再掲）	4	3
気管、気管支及び肺の悪性新生物〈腫瘍〉	（再掲）	13	15
乳房の悪性新生物〈腫瘍〉	（再掲）	4	28
Ⅲ　血液及び造血器の疾患並びに免疫機構の障害		4	14
Ⅳ　内分泌、栄養及び代謝疾患		24	343
糖尿病	（再掲）	12	170
脂質異常症	（再掲）	0	122
Ⅴ　精神及び行動の障害		188	211
血管性及び詳細不明の認知症	（再掲）	20	11
統合失調症、統合失調症型障害及び妄想性障害	（再掲）	113	40
気分［感情］障害（躁うつ病を含む）	（再掲）	22	72
Ⅵ　神経系の疾患		100	131
アルツハイマー病	（再掲）	40	36
Ⅶ　眼及び付属器の疾患		8	237
Ⅷ　耳及び乳様突起の疾患		2	76
Ⅸ　循環器系の疾患		157	652
高血圧性疾患	（再掲）	4	471
心疾患（高血圧性のものを除く）	（再掲）	46	103
脳血管疾患	（再掲）	98	59
Ⅹ　呼吸器系の疾患		59	371
肺炎	（再掲）	19	3
慢性閉塞性肺疾患	（再掲）	5	12
喘息	（再掲）	1	71
ⅩⅠ　消化器系の疾患		48	1,007
う蝕	（再掲）	0	231
歯肉炎及び歯周疾患	（再掲）	0	401
肝疾患	（再掲）	5	20
ⅩⅡ　皮膚及び皮下組織の疾患		9	247
ⅩⅢ　筋骨格系及び結合組織の疾患		59	718
ⅩⅣ　腎尿路生殖器系の疾患		41	241
慢性腎臓病	（再掲）	18	99
ⅩⅤ　妊娠、分娩及び産じょく		11	10
ⅩⅥ　周産期に発生した病態		5	3
ⅩⅦ　先天奇形、変形及び染色体異常		4	11
ⅩⅧ　症状、徴候及び異常臨床所見・異常検査所見で他に分類されないもの		10	59
ⅩⅨ　損傷、中毒及びその他の外因の影響		107	229
骨折	（再掲）	77	77
ⅩⅪ　健康状態に影響を及ぼす要因及び保健サービスの利用		8	794
ⅩⅫ　特殊目的用コード		2	3

厚生労働省．令和2年（2020）患者調査の概況．2020.

世帯構造

問 105

★★

令和4（2022）年の国民生活基礎調査において、世帯構造で最も多いのはどれか。

1. 三世代世帯
2. 単独世帯
3. ひとり親と未婚の子のみの世帯
4. 夫婦と未婚の子のみの世帯
5. 夫婦のみの世帯

解説　全国の世帯総数は5,431万世帯である。世帯構造は、多い順位に、①単独世帯、②夫婦と未婚の子のみの世帯、③夫婦のみの世帯、④ひとり親と未婚の子のみの世帯、⑤その他の世帯、⑥三世代世帯である。平均世帯人員は2.25人である。

※世帯と各世帯構造の定義

・世帯：住居及び生計を共にする者の集まり、または独立して住居を維持し、もしくは独立して生計を営む単身者をいう。

・世帯構造
  (1) 単独世帯：世帯員が1人だけの世帯をいう。
  (2) 核家族世帯：「夫婦のみの世帯」「夫婦と未婚の子のみの世帯」「ひとり親と未婚の子のみの世帯」の三つの世帯をいう。
  (3) 三世代世帯：世帯主を中心とした直系三世代以上の世帯をいう。
  (4) その他の世帯：上記 (1) 〜 (3) 以外の世帯をいう。

表12-19 ● 世帯構造別世帯数および平均世帯人員

（単位：千世帯）

年　次	総　数	世帯構造						平均世帯人員
		単独世帯	夫婦のみの世帯	夫婦と未婚の子のみの世帯	ひとり親と未婚の子のみの世帯	三世代世帯	その他の世帯	
令和3(2021)年	51,914 (100%)	15,292 (29.5%)	12,714 (24.5%)	14,272 (27.5%)	3,693 (7.1%)	2,563 (4.9%)	3,379 (6.5%)	2.37
令和4(2022)年	54,310 (100%)	17,852 (32.9%)	13,330 (24.5%)	14,022 (25.8%)	3,666 (6.8%)	2,086 (3.8%)	3,353 (6.2%)	2.25

（　）内の％は、総数に占める構成割合。

厚生労働省. 2022年国民生活基礎調査の概況. 2023.

答え.　2

※なお世帯類型では、高齢者世帯（65歳以上の者のみで構成するか、またはこれに18歳未満の未婚の者が加わった世帯）1,693万1千世帯（31.2％）、母子世帯56万5千世帯（1.0％）、父子世帯7万5千世帯（0.1％）、その他の世帯3,673万8千世帯（67.6％）である。

▌ 65歳以上の者のいる世帯

2,747万4千世帯で、全世帯の50.6％を占める。世帯構造をみると、**夫婦のみの世帯**（32.1％）が最も多く、次いで単独世帯（31.8％）、親と未婚の子のみの世帯（20.1％）の順である。

表12-20 ● 65歳以上の者のいる世帯の世帯構造　　　　　　　　　　　　　　　　（単位：千世帯）

年　次	65歳以上の者のいる世帯数	65歳以上の者のいる世帯が全世帯に占める割合	世帯構造（内訳）				
			単独世帯	夫婦のみの世帯	親と未婚の子のみの世帯	三世代世帯	その他の世帯
令和3（2021）年	25,809（100％）	49.7％	7,427（28.8％）	8,251（32.0％）	5,284（20.5％）	2,401（9.3％）	2,446（9.5％）
令和4（2022）年	27,474（100％）	50.6％	8,730（31.8％）	8,821（32.1％）	5,514（20.1％）	1,947（7.1％）	2,463（9.0％）

（　）内の％は、65歳以上の者のいる世帯の中で占める構成割合。

厚生労働省．2022年国民生活基礎調査の概況．2023．より一部改変．

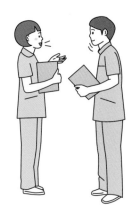

社会保障給付費の動向

Ⅲ-Ⅱ-3-B 社会保障制度
社会保障給付費

問 106 令和5（2023）年における社会保障給付費の内訳で多い順に並んでいるのはどれか。

1. 医 療 ＞ 福祉その他 ＞ 年 金
2. 医 療 ＞ 年 金 ＞ 福祉その他
3. 年 金 ＞ 医 療 ＞ 福祉その他
4. 年 金 ＞ 福祉その他 ＞ 医 療

解 説 令和5（2023）年における社会保障給付費は**134兆3千億円**。内訳（予算ベース）は多い順に①**年金60兆1千億円**（44.8％）、②**医療41兆6千億円**（31.0％）、③**福祉その他32兆5千億円**（24.2％）。

図12-8 ● 社会保障給付費の推移

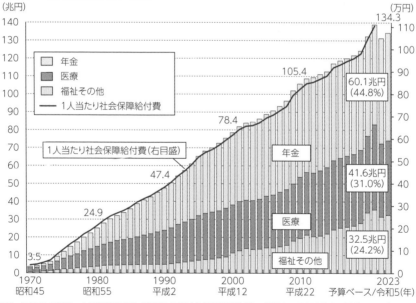

資料：国立社会保障・人口問題研究所「令和3年度社会保障費用統計」、2022～2023年度（予算ベース）は厚生労働省推計。
厚生労働省. 社会保障給付費の推移. https://www.mhlw.go.jp/content/12600000/001144715.pdf〈2024.4.1参照〉. より一部改変.

プラスα 国民所得額、国民所得額と社会保障給付費の比

12
健康に関する動向

問 107 ★☆

令和3（2021）年度国民医療費の概況における国民医療費の金額に関する記述で、**誤っている**のはどれか。

1. 国民医療費は約45兆円である。

2. 人口1人当たりの国民医療費は約36万円である。

3. 診療種類別にみると医科診療医療費が最も多くを占める。

4. 年齢階級別の人口1人当たりの国民医療費では、65歳以上は65歳未満の約2倍である。

解説 1. 令和3（2021）年度の国民医療費は45兆359億円である。前年度に比べて4.8％の増加となっている。

2. 人口1人当たりの国民医療費は35万8,800円である。前年度に比べて5.3％の増加となっている。

3. 診療種類別にみると、医科診療医療費が32兆4,025億円で一番多く、全体の71.9％を占める。次が薬局調剤医療費7兆8,794億円（17.5％）である。

4. 人口1人当たりの国民医療費は、65歳未満では19万8,600円、65歳以上では75万4,000円である。4倍近い差がある。

表12-21 ● 国民医療費の年次推移（対国内総生産・対国民所得比率）

年　次 （平成／令和）	国民医療費 （億円）	人口1人当たり 国民医療費 （千円）	国内総生産に 対する比率 （％）
28年度	421,381	332.0	7.73
29年度	430,710	339.9	7.75
30年度	433,949	343.2	7.80
令和元年度	443,895	351.8	7.97
令和2年度	429,665	340.6	7.99
令和3年度	450,359	358.8	8.18

※国内総生産（GDP）は、内閣府「国民経済計算」による。
厚生労働省. 令和3年度国民医療費の概況. 2023. より一部改変.

表12-22 ● 年齢階級別国民医療費

年齢階級	令和3年度		
	国民医療費 （億円）	国民医療費 構成割合（％）	人口1人当たり 国民医療費（千円）
総　数	450,359	100.0	358.8
65歳未満	177,323	39.4	198.6
0〜14歳	24,178	5.4	163.5
15〜44歳	53,725	11.9	133.3
45〜64歳	99,421	22.1	290.7
65歳以上	273,036	60.6	754.0
70歳以上(再掲)	233,696	51.9	824.5
75歳以上(再掲)	172,435	38.3	923.4

※掲載の数値は四捨五入しているため、内訳の合計が総数に合わない場合がある。
厚生労働省. 令和3年度国民医療費の概況. 2023. より一部改変.

答え．4

問108　介護施設・介護者の記述について**誤っている**のはどれか。 ☆☆

1. 令和4（2022）年の介護保険施設の施設数で、最も多いのは介護老人福祉施設である。

2. 令和4（2022）年の訪問看護ステーションの利用をみると、訪問回数が最も多いのは要介護5の人である。

3. 令和4（2022）年の同居の主な介護者について、要介護者等との続柄では配偶者が最も多い。

4. 令和4（2022）年の要介護5の介護が必要となった主な原因では、最も多いのは骨折・転倒である。

解説 1. 令和4（2022）年10月1日現在、介護保険施設の施設数は、**介護老人福祉施設**が8,494施設と最も多く、次いで**介護老人保健施設**の4,273施設である。さらに、**介護医療院、介護療養型医療施設**の順となる。なお、居宅サービス事業所では訪問介護の事業所が最も多く、次いで通所介護の事業所である。

2. 令和4（2022）年9月中で、訪問看護ステーションでの利用者1人当たりの訪問回数を要介護（要支援）度別にみると、「要介護5」が8.7回と最も多い。**要介護度が高くなるに従い訪問回数が多くなっている**。なお、介護保険法での利用者の方が健康保険法などでの利用者より多い。

表12-23 ● 要介護度別にみた介護が必要となった主な原因（上位3位）

（単位：%）　　　　　　　　　　　　　　　　　　　　　　　　　　　　　2022（令和4）年

現在の要介護度	第1位		第2位		第3位	
総　数	認知症	16.6	脳血管疾患（脳卒中）	16.1	骨折・転倒	13.9
要支援者	関節疾患	19.3	高齢による衰弱	17.4	骨折・転倒	16.1
要支援1	高齢による衰弱	19.5	関節疾患	18.7	骨折・転倒	12.2
要支援2	関節疾患	19.8	骨折・転倒	19.6	高齢による衰弱	15.5
要介護者	認知症	23.6	脳血管疾患（脳卒中）	19.0	骨折・転倒	13.0
要介護1	認知症	26.4	脳血管疾患（脳卒中）	14.5	骨折・転倒	13.1
要介護2	認知症	23.6	脳血管疾患（脳卒中）	17.5	骨折・転倒	11.0
要介護3	認知症	25.3	脳血管疾患（脳卒中）	19.6	骨折・転倒	12.8
要介護4	脳血管疾患（脳卒中）	28.0	骨折・転倒	18.7	認知症	14.4
要介護5	脳血管疾患（脳卒中）	26.3	認知症	23.1	骨折・転倒	11.3

※現在の要介護度：2022（令和4）年6月の要介護度　　　厚生労働省. 2022年国民生活基礎調査の概況. 2023.

答え. 4

3. 主な介護者をみると、要介護者等と「同居」している人が最も多く、次いで「事業者」となっている。

「同居」の主な介護者について、要介護者等との続柄をみると、「配偶者」が最も多く、次いで「子」である。また性別にみると、「**女性**（68.9%）」のほうが「**男性**（31.1%）」より多い。年齢階級別にみると、女性は「**70～79歳**」、男性は「**60～69歳**」が最も多い。

4. 介護が必要となった主な原因を現在の要介護度別にみると、**要支援者**では関節疾患が最も多い。**要介護者**では要介護1～3で認知症、要介護4～5で脳血管疾患（脳卒中）が最も多い。

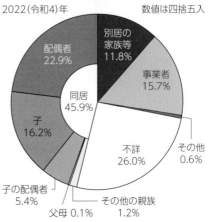

図12-9 ● 要介護者等との続柄別主な介護者の構成割合

2022（令和4）年　　　数値は四捨五入

- 別居の家族等 11.8%
- 事業者 15.7%
- その他 0.6%
- 不詳 26.0%
- その他の親族 1.2%
- 父母 0.1%
- 子の配偶者 5.4%
- 子 16.2%
- 配偶者 22.9%
- 同居 45.9%

厚生労働省. 2022年国民生活基礎調査の概況. 2023. より一部改変.

▋ 要介護（要支援）認定者の数

要介護（要支援）認定者数は、令和3（2021）年度末現在で約690万人である。要介護（要支援）状態区分別にみると、**要介護1**の人数が最も多い。

図12-10 ● 認定者数の推移（年度末現在）

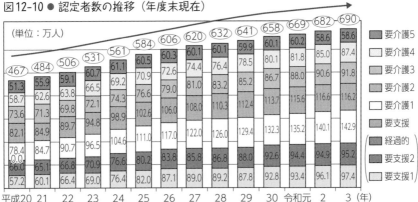

（単位：万人）

	平成20	21	22	23	24	25	26	27	28	29	30	令和元	2	3 (年)
合計	467	484	506	531	561	584	606	620	632	641	658	669	682	690
要介護5	51.3	55.9	59.1	60.7	61.1	60.5	60.3	60.1	60.1	59.9	60.1	60.2	58.6	58.6
要介護4	58.7	62.6	63.8	66.5	69.2	70.9	72.6	74.4	76.4	78.5	80.1	81.8	85.0	87.4
要介護3	73.6	71.3	69.8	72.1	74.3	76.6	79.0	81.0	83.2	85.2	86.7	88.0	90.6	91.8
要介護2	82.1	84.9	89.7	94.8	98.9	102.6	106.0	108.0	110.3	112.4	113.7	115.6	116.6	116.2
要介護1	78.4	84.7	90.7	96.5	104.6	111.0	117.0	122.0	126.0	129.4	132.3	135.2	140.1	142.9
経過的要支援	[0.0]													
要支援2	66.0	65.1	66.8	70.9	76.6	80.2	83.8	85.8	86.8	88.0	92.6	94.4	94.9	95.2
要支援1	57.2	60.1	66.4	69.0	76.4	82.0	87.1	89.0	89.2	87.8	92.8	93.4	96.1	97.4

※平成29年度から全市町村で介護予防・日常生活支援総合事業を実施している。
※東日本大震災の影響により、平成22年度の数値には福島県内5町1村の数値は含まれていない。

厚生労働省. 令和3年度介護保険事業状況報告（年報）. より一部改変.

> **プラスα**　介護者等のいる世帯の世帯構造、介護者の介護時間の構成割合、訪問介護・通所介護の利用者1人当たりの利用回数

問109　令和4（2022）年の児童虐待・高齢者虐待の記述について**誤っている**のはどれか。

1. 児童相談所での児童虐待の相談内容件数では、心理的虐待が最も多い。
2. 児童相談所での児童虐待相談対応件数は、減少傾向にある。
3. 養介護施設従事者による高齢者虐待のうち、身体的虐待が最も多い。
4. 養護者による高齢者虐待のうち、身体的虐待が最も多い。

解説　主な虐待の種類には、身体的虐待、性的虐待、心理的虐待、ネグレクト（育児・介護放棄を含む、監護や養護を著しく怠ること；p.76問47・p.85問49参照）がある。高齢者については経済的虐待（本人の合意なしに財産や金銭を使用し、本人が希望する金銭の使用を正当な理由なく制限すること）も問題となる。
2. 増加傾向にある。

児童虐待の件数、内容の割合

図12-11 ● 児童相談所での児童虐待相談対応件数とその推移

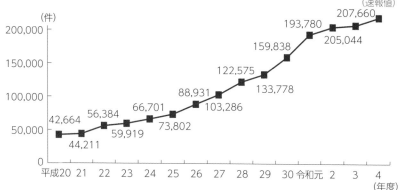

年　度	平成30年度	令和元年度	令和2年度	令和3年度	令和4年度
件　数	159,838	193,780	205,044	207,660	219,170
対前年度比	+19.5%	+21.2%	+5.8%	+1.3%	+5.5%

こども家庭庁. 令和4年度児童虐待相談対応件数（速報値）.

答え．2

表12-24 ● 児童相談所での児童虐待相談の内容別件数の推移

	身体的虐待	ネグレクト	性的虐待	心理的虐待	総　数
平成 29年度	33,223 (24.8%)	26,821 (20.0%)	1,537 (1.1%)	72,197 (54.0%)	133,778 (100.0%)
30年度	40,238 (25.2%)	29,479 (18.4%)	1,730 (1.1%)	88,391 (55.3%)	159,838 (100.0%)
令和 元年度	49,240 (25.4%)	33,345 (17.2%)	2,077 (1.1%)	109,118 (56.3%)	193,780 (100.0%)
2年度	50,035 (24.4%)	31,430 (15.3%)	2,245 (1.1%)	121,334 (59.2%)	205,044 (100.0%)
3年度	49,241 (23.7%) (−794)	31,448 (15.1%) (+18)	2,247 (1.1%) (+2)	124,724 (60.1%) (+3,390)	207,660 (100.0%) (+2,616)
4年度	**51,679** **(23.6%)** **(+ 2,438)**	35,556 (16.2%) (+ 4,108)	2,451 (1.1%) (+ 204)	**129,484** **(59.1%)** **(+ 4,760)**	**219,170** **(100.0%)** **(+ 11,510)**

※割合は四捨五入のため、100％にならない場合がある。

こども家庭庁. 令和4年度児童虐待相談対応件数. より一部改変.

▐ 高齢者虐待の件数、種別の割合

表12-25 ● 高齢者虐待の虐待判断件数、相談・通報件数

	養介護施設従事者等[※1]によるもの		養護者[※2]によるもの	
	虐待判断件数[※3]	相談・通報件数[※4]	虐待判断件数[※3]	相談・通報件数[※4]
令和3年度	739	2,390	16,426	36,378
令和4年度	856	2,795	16,669	38,291
増減（増減率）	117件（15.8%）	405件（16.9%）	243件（1.5%）	1,913件（5.3%）

※1 介護老人福祉施設など養介護施設または居宅サービス事業など養介護事業の業務に従事する者。
※2 高齢者の世話をしている家族、親族、同居人等。
※3 調査対象年度（令和4年4月1日から令和5年3月31日）に市町村等が虐待と判断した件数（施設従事者等による虐待においては、都道府県と市町村が共同で調査・判断した事例および都道府県が直接受理し判断した事例を含む）。
※4 調査対象年度（同上）に市町村が相談・通報を受理した件数。

厚生労働省. 令和4年度「高齢者虐待の防止、高齢者の養護者に対する支援等に関する法律」に基づく対応状況等に関する調査結果.

図12-12 ● 高齢者虐待の種別の割合（養介護施設従事者等によるもの）

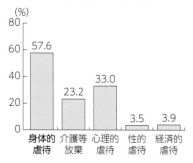

※被虐待高齢者が特定できなかった60件を除く796件における被虐待者の総数1,406人に対する集計（複数回答）。
※養介護施設とは、特別養護老人ホーム（介護老人福祉施設）、有料老人ホーム、認知症対応型共同生活介護（グループホーム）、介護老人保健施設などである。

厚生労働省．令和4年度「高齢者虐待の防止、高齢者の養護者に対する支援等に関する法律」に基づく対応状況等に関する調査結果．

図12-13 ● 高齢者虐待の種別の割合（養護者によるもの）

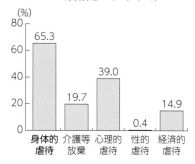

※被虐待高齢者の総数17,091人に対する集計（複数回答）。
※虐待を行った養護者については、同居・別居の状況でみると虐待者のみと同居している（52.8％）が最も多い。続柄でみると息子（39.0％）が最も多い。

厚生労働省．令和4年度「高齢者虐待の防止、高齢者の養護者に対する支援等に関する法律」に基づく対応状況等に関する調査結果．

表12-26 ● 被虐待高齢者の状況（養介護施設従事者等による場合）

被虐待高齢者総数	女性の占める数・割合	年齢		要介護度	認知症日常生活自立度	要介護認定者のうち障害高齢者の日常生活自立度（寝たきり度）
		85～89歳	90～94歳	3以上	Ⅱ以上	A以上
1,406人 (100%)	1,008人 (71.7%)	355人 (23.8%)	330人 (23.5%)	1,075人 (76.5%)	1,131人 (80.4%)	810人 (57.6%)

※多数の割合を占める項目を抽出。

厚生労働省．令和4年度「高齢者虐待の防止、高齢者の養護者に対する支援等に関する法律」に基づく対応状況等に関する調査結果．

表12-27 ● 被虐待高齢者の状況（養護者による高齢者虐待）

被虐待高齢者総数	女性の占める数・割合	年齢		要介護認定状況	要介護別			要介護認定者における認知症高齢者の日常生活自立度	要介護認定者のうち障害高齢者の日常生活自立度（寝たきり度）
		80～84歳	85～89歳	認定済み	要介護1	要介護2	要介護3	Ⅱ以上	A以上
17,091人 (100%)	12,950人 (75.8%)	4,332人 (25.3%)	3,546人 (20.7%)	11,835人 (69.2%)	3,073人 (26.0%)	2,534人 (21.4%)	2,194人 (18.5%)	8,696人 (73.5%)	8,208人 (69.4%)

※多数の割合を占める項目を抽出。

厚生労働省．令和4年度「高齢者虐待の防止、高齢者の養護者に対する支援等に関する法律」に基づく対応状況等に関する調査結果．

12 健康に関する動向

疫学：因果関係

☆☆

問110 疫学的因果関係があると判断できるのはどれか。

1. 疾病の発生の後、要因になり得る事象の発生がみられた。
2. 特定の要因と疾病の間に特異的な関連が存在する。
3. 要因と疾病の関連が生物学的研究で得られた事実と異なる。
4. 要因と疾病の関連に整合性がみられない。

解説 関連の特異性とは、その原因がその結果をもたらす関係があるということ。関連の特異性は疫学的因果関係を判断するときの基準の一つである。

▌疫学

「疫学研究は、疾病の罹患をはじめ健康に関する事象の頻度や分布を調査し、その要因を明らかにする科学研究である」（厚生労働省）。

新型インフルエンザなどに対しては、国や自治体など公共機関によって、**積極的疫学調査**が行われる。

▌因果関係の判断基準の例

①関連の時間性：原因の後に結果がくること
②関連の一致性：異なる複数の研究で結果が一致すること
③関連の特異性：ある原因とある結果の間に特定の対応関係があること
④関連の整合性：ほかの知識や情報と矛盾しないこと
⑤関連の強固性：原因と結果の関連が強いこと

▌疫学の基本的用語

・母集団：疫学の調査・研究の対象全体、データ全体。
・標本：母集団から無作為（ランダム）に抽出された一部分。
・曝露：ある条件（例えば疾患になるような条件）に曝されること。
・オッズ比：曝露の状況で疾患になる確率を示す指標。1より少ないほどなりにくい。

プラスα 有病率、罹患率、相対危険、寄与危険、症例対象研究、コホート研究、介入、交絡因子、バイアス、スクリーニング

答え．**2**

公衆衛生のアプローチ

Ⅲ-Ⅲ-6　健康と公衆衛生

問111 ☆☆

ハイリスクアプローチについて正しいのはどれか。

1. 一次予防のみを目的とする。
2. 集団アプローチともいう。
3. 対象集団全体の健康状態の向上に貢献する。
4. 費用対効果が高い。

解説　人々の健康づくりへの働きかけとして、ポピュレーションアプローチとハイリスクアプローチがある。

1. 一次予防は、健康状態の人々が病気にならないよう予防すること。ハイリスクアプローチはむしろ、病気になるリスクをもった人々、健康になるためになんらかの支援が必要な人々を対象とする。

2. ハイリスクアプローチは高リスクアプローチともいう。ポピュレーションアプローチは集団アプローチとも呼ばれる。

3. 対象集団全体の健康状態に関わるのはポピュレーションアプローチである。

4. ハイリスクアプローチは対象を絞るので、効果的に働きかけることができる。すなわち費用対効果が高い。

■ ポピュレーションアプローチとハイリスクアプローチ

　健康づくりへの働きかけには、ポピュレーションアプローチとハイリスクアプローチを組み合わせることがより大きな効果を生む。例えば、生活習慣病の「予備群」の人々に対し、発症予防のための健康づくりを働きかける際、健康に関心のない人や予備群でありながら自覚していない人も含めて広く対象とするポピュレーションアプローチと、治療を必要とする状態に陥る直前の「予備群」の人々を対象とするハイリスクアプローチの二つの方法を組み合わせる。

表12-28 ● ポピュレーションアプローチとハイリスクアプローチの特徴

	特徴	例
ポピュレーションアプローチ	集団全体に働きかける	集団全体へのキャンペーンや啓蒙活動
ハイリスクアプローチ	特に支援が必要な人々に絞って働きかける	高血圧・血糖値の高い人々への保健指導

プラスα　ハイリスクストラテジー、ポピュレーションストラテジー

答え．4

12 健康に関する動向

直前チェック！ 12

下の重要語句について、知識が身に付いているか、確認してみよう！

☑ **人口統計①**（p.170）
総人口　人口ピラミッド

☑ **人口統計②**（p.171）
年少人口　生産年齢人口　老年人口　老年人口割合

☑ **人口統計③**（p.172）
出生数　死亡数　合計特殊出生率

☑ **人口統計④**（p.174）
死因順位（総数・性別）　悪性新生物〈腫瘍〉　老衰

☑ **人口統計⑤**（p.176）
大腸の悪性新生物〈腫瘍〉　肺の悪性新生物〈腫瘍〉

☑ **人口統計⑥**（p.178）
不慮の事故　悪性新生物〈腫瘍〉　年齢別死因　性別死因

☑ **人口統計⑦**（p.179）
自殺者数（総数・性別）　健康問題

☑ **人口統計⑧**（p.180）
死産率　周産期死亡率　人工妊娠中絶　妊産婦死亡率

☑ **人口統計⑨**（p.181）
出生数　出生率　出生数の多い年齢　母の年齢別出生数

☑ **平均余命、平均寿命**（p.182）
平均寿命　平均余命　男性の平均寿命　女性の平均寿命

☑ **疾患の罹患状況**（p.183）
新登録結核患者数　結核罹患率　むし歯（う歯）　裸眼視力1.0未満の者　性感染症の動向
麻疹

☑ **有訴者率**（p.185）
有訴者率　肩こり　腰痛

☑ **通院者率**（p.186）
通院者率　高血圧症

索 引

編著者紹介

西田 幸典 (にしだ ゆきのり)

博士（医学）　修士（法学）

●現　職
　神奈川工科大学健康医療科学部看護学科教授
●学　歴
　東海大学法学部法律学科卒業
　東海大学大学院法学研究科博士後期課程全単位
　　取得退学
　東海大学医療技術短期大学卒業
　昭和大学大学院医学研究科博士課程修了

●職　歴
　東海大学医学部付属病院救命救急センター
　厚木市立病院脳神経外科・形成外科病棟
　鶴巻訪問看護ステーション　など

和泉澤 千恵 (いずみさわ ちえ)

修士（法学）

●現　職
　北九州市立大学法学部法律学科准教授
●学　歴
　國學院大學法学部法律学科卒業
　國學院大學大学院法学研究科博士課程後期単位
　　取得満期退学

●職　歴
　日本赤十字看護大学大学院兼任講師
　東京都立大学健康福祉学部非常勤講師
　東京女子医科大学看護学部非常勤講師
　昭和大学保健医療学部作業療法学科講師
　など

看護師国家試験対策ブック（かんごししこっかしけんたいさく）

これで突破！ 社会保障 & 関係法規 2025 （とっぱ しゃかい ほしょう アンドかんけいほうき）

2021 年 7 月 10 日発行　第 1 版第 1 刷
2024 年 7 月 5 日発行　第 4 版第 1 刷

編著者　西田 幸典（にしだ ゆきのり）／和泉澤 千恵（いずみ さわ ちえ）
発行者　長谷川 翔
発行所　株式会社メディカ出版
　　　　〒 532-8588
　　　　大阪市淀川区宮原 3-4-30
　　　　ニッセイ新大阪ビル 16F
　　　　https://www.medica.co.jp/
編集担当　吉村卓也
編集協力　中西礼子
表　　紙　株式会社金木犀舎
本文デザイン　Kaji Design Works
イラスト　吉泉ゆう子
印刷・製本　株式会社 NPC コーポレーション

© Yukinori NISHIDA & Chie IZUMISAWA, 2024

ISBN978-4-8404-8495-4　　Printed and bound in Japan

当社出版物に関する各種お問い合わせ先（受付時間：平日 9：00 〜 17：00）
●編集内容については、06-6398-5045
●ご注文・不良品（乱丁・落丁）については、お客様センター 0120-276-115

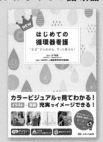
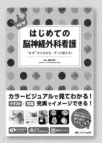
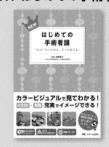
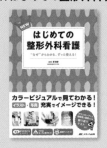
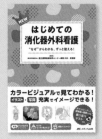
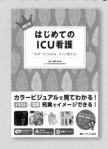
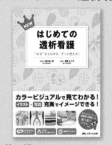
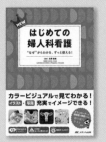
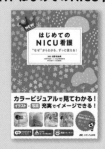